아토피 몸 사랑

아토피 몸 사랑

김자경 지음

21세기북스

프롤로그

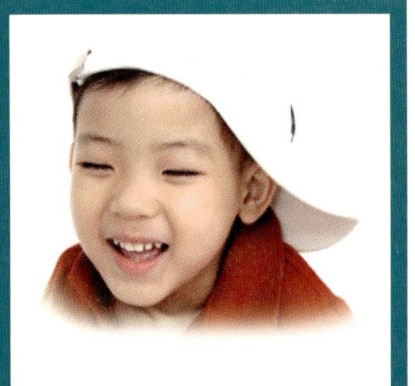

결혼 4년 만에 감격적으로 얻은 아들, 지후가 아토피로 오랜 세월을 고통스러워하며 지내왔습니다. 나의 모든 것을 다 주어도 아깝지 않은 아들의 고통을 지켜볼 수밖에 없었던 엄마의 심정은 이루 헤아릴 수 없었습니다.

5년의 시간을 그렇게 가슴이 타들어가며 보내면서 갖가지의 경험을 하게 되었고, 나도 모르게 변해가는 내 모습도 가슴 아프게 그저 바라볼 수밖에 없었습니다. 그 스트레스가 극한 상황에까지 이르면서, 어느 날 눈에 들어온 신문의 한 기사대로 고통을 견디기 위해서 글을 쓰기 시작했습니다.

글을 쓰면 그 순간은 더 고통스럽지만 오히려 그로 인해 고통을 견디는 힘은 더 커진다더군요.

그래서 쓰기 시작한 글들로 인해 서서히 마음을 추스를 수도 있었고, 꾸준한 치료로 지후의 아토피상태도 호전되면서 이제는 주위를 돌아볼 수 있는 눈을 갖게 되었습니다.

이제껏 경험했던 어떤 어려움보다도 견디기 힘들었던 아토피아이를 키웠던 가슴 아픈 경험들과, 아들 지후의 고통을 조금이라도 덜어주려고 밤을 세워 모자라는 잠을 뒤로하고 인터넷검색을 하며 얻었던 정보들,

그리고 지후의 아토피를 경험하며 많은 시행착오 끝에 얻게 된 아토피관리 노하우를 한권의 책으로 엮어보았습니다.

아직도 많은 시간을 아토피 아이로 인해 힘들어할 엄마들에게 조금이라도 시행착오를 덜 겪으시라고 도움을 드리고 싶었습니다. 그리고 지후를 키우며 겪었던 마음의 아픔과 상처들을 나누면서 어떻게 그 시간을 극복할 수 있을지 함께 생각해 보고도 싶었습니다. 아토피를 경험하는 엄마들을 보면서 느꼈던 것들을 생각하다보니 '아토피아이와 엄마들을 위한 심리치료캠프'도 기획하게 되었습니다.

나의 이런 경험들이 조금이라도 아토피아이를 키우는 엄마들에게 도움이 되기를 간절히 바라면서, 부족한 글이지만 책으로 나오게 되었음을 감사하게 생각합니다.

지후는 과거, 아토피로 인해 내게 가장 큰 아픔을 가져다주었지만, 그런 지후는 나로 하여금 주위를 돌아보게 하는 따뜻한 가슴과 작은 것에도 감사할 줄 아는 마음을 가져다주었습니다. 그리고 그것이 얼마나 행복한 것인지도 알게 해 주었습니다.

그래서 힘든 시간이었지만 지후를 키우면서 나는 아픔과 더불어 기쁨과 보람과 감사함이라는 축복을 받게 되었습니다.

나의 사랑하는 지후에게 고맙다는 인사를 하고 싶습니다.

"지후야, 넌 엄마에게는 행운의 선물이란다. 고마워"

그리고 이제는 많이 좋아졌지만, 일반 아토피아이들과는 다른 유전자를 지닌 지후에게 더 좋은 건강과 삶을 주고 싶어 어렵지만 캐나다 이민이라는 선물을 준비했습니다.

곧, 지난 겨울 지후에게 포근하고도 깊은 잠을 주었던 캐나다로 떠납니다. 지후가 아토피를 가져서 느꼈던 마음의 아픔들이 그곳에서 깨끗이 씻겨지기를. 그리고 가려움에서, 못 먹는 음식들에서 영원히 벗어날 수 있기를 기도하는 마음으로 준비를 합니다.

30년이 넘도록 살아온 내 삶의 터전을 떠나는 것이 어찌 쉬웠겠습니까만은 사랑하는 아들에게 줄 수 있는 선물이라면 우리 부부는 기꺼이 선택해야만 했습니다. 하지만 고국을 떠나기 전 이렇게 보람된 작업을 할 수 있게 된 것이 그저 감사할 따름입니다. 부디 많은 엄마들이 이 책을 통해 좋은 도움을 받을 수 있기를 바랍니다. 그리고 이 땅의 많은 아토피환자와 그 부모님들이 더 이상 지금처럼 아파하고 고통스러워 하지 않을 수 있는 그 날이 오기를 간절히 바라는 마음입니다.

2006. 2
김자경

목 차

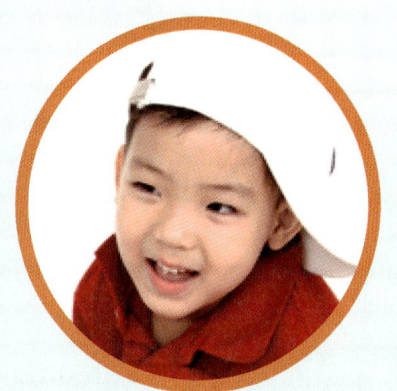

아토피 엄마 사랑

나의 젊은 시절 • 12
만남과 이별 그리고 결혼 • 16
지후와의 만남 • 22
아빠의 이야기 1 _ CITY OF OY • 27
아빠의 이야기 2 _ 아들을 위하여 • 33
아토피의 시작 그리고 이사 • 37
여름휴가 그리고 호주에서 • 44
이민준비 – 캐나다에서 지내보다 • 50
아빠의 이야기 3 _ My Life • 56
아빠의 이야기 4 _ Oh ! my son, oh ! my life • 61
세 살난 어린아이의 죽음 • 72
    – 아토피아사이트 엄마들의 반응 • 73
아토피안을 보면 가슴이 아프다 • 74
국정감사에 참고인으로 가다 • 77
방송을 준비하며 만난 사람들 • 80
같은 마음의 사람들 • 86
성인아토피와 스테로이드 • 88
한 의사의 열정과 사명감을 보다 • 90
우리에게 주는 경고의 메시지 • 93

아토피 마음 사랑

밤의 고통 _ 가끔 소리내어 통곡을 해도 좋다 • 98
삶의 희비 • 104
작은 사회 속으로 그리고 다시 병원으로 • 108
소아정신과의사의 조언 • 111
   – 놀이치료 • 115
아빠는 놀아주는 사람 • 117
유치원에 가다 2005.2 • 120
가족의 격려와 믿음이 필요하다 • 123
이문세 콘서트에 가다 • 127
아토피안을 위한 심리치료 캠프를 준비하며 • 130
제1회 아토피아이와 엄마를 위한 심리치료를 마치고 • 135
아토피 환자와 가족이 겪는 심리적 상황들 • 147
   – 아토피와 가족관계 • 170

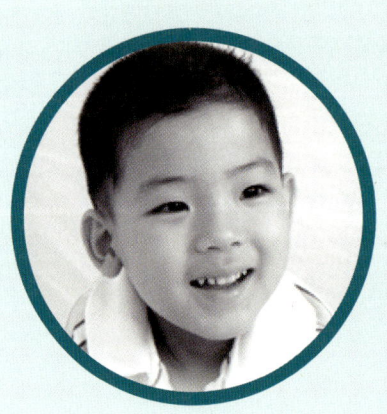

아토피 몸 사랑

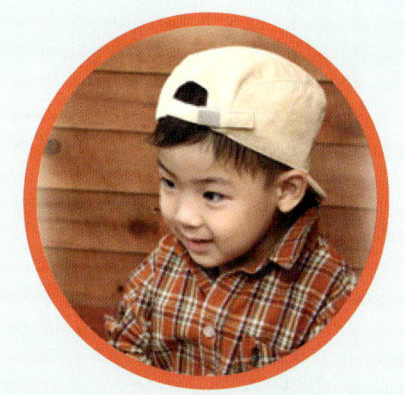

신중한 선택 - 병원치료 2001.3 • 178
- 식이유발검사법 • 185
- 특수 분유에 대한 이해 • 188
- 이유식 설명서 • 189

목욕이 싫어 • 195
- 스테로이드 사용가이드 I • 199
- 스테로이드 사용가이드 II • 201
- 스테로이드의 부작용 • 205
- 스테로이드 연고 분석 가이드 • 208

각질과의 전쟁 • 212

아토피의 합병증 • 216

좀 더 편하게 해주기 위하여 • 223
- 항히스타민제 가이드 • 228

자가항체 … 그리고 지후의 장난감 천국 • 232
- IVIG _ 아토피의 정맥 내 면역 글로불린 치료 • 235
- 혈중 총 알레르기 항체치(Total IgE) • 236

무얼먹나 _ 달걀내성치료 • 237
- 알레르기 반응의 유형 • 241

진드기 내성치료 • 242
- 내성유도치료 • 246

새집, 새차, 새가구 증후군 • 247
- 식이요법 • 250
- 보습요법 • 255
- 생활요법 • 257

에필로그 • 260

아토피 엄마 사랑

그저 평범할 수도 있는 제가
아토피 아이 지후를 키우다보니
평범하지 않은 엄마가 되었습니다.
때론 힘겨웠지만 이제는 감사할 조건이 되었더군요.

나의 젊은 시절

　풋풋한 향기가 가득할 것 같은 여고시절.
　아담하고 아름다운 교정의 연못에서 라일락 향기를 맡으며 우정을 쌓아가고 웃음을 키워가던 여고생인 난 의외로 전공을 선택하는데 고민이 없었다. 나는 아무리 생각해도 건축공학과 외엔 가고 싶지가 않았다. 남자들 사이에서 어떻게 경쟁하겠느냐고 걱정하시는 어머니의 말씀에 일주일을 고민해 보았지만 역시 내가 갈 길은 건축공학과 외엔 없어 보였다. 그렇게 시작된 나의 건축설계 탐사.

　2학년 때부터 본격적으로 시작된 설계 수업 이후 3년 동안 올 A^+를 받은 두 사람 중 한 사람이 바로 나였다. 설계는 내게 고뇌를 주었지만 그에 비교할 수 없는 성취감을 주었다. 대학 1학년 때부터 수학 과외교사를 하며 용돈을 모으고 열심히 공부해서 장학금을 타가며 학비를 보태왔다. 그러면서 대학 2학년 때, 지금의 내 남편

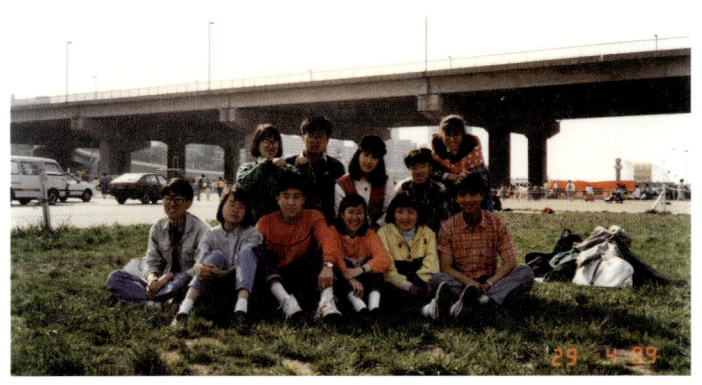

대학시절 친구들과

과 KOSID라는 인테리어 공모전을 야심차게 준비했다. 원래 선배들과 한 팀이 되어야 하는데, 남편과 나는 2학년만으로 따로 팀을 구성하여 작품준비를 해나갔다. 그리고 당당히 최연소 학생으로 입상을 했다. 수없이 밤을 새우며 컨셉을 잡고 도면을 그리고 모형을 만들고 판넬을 만

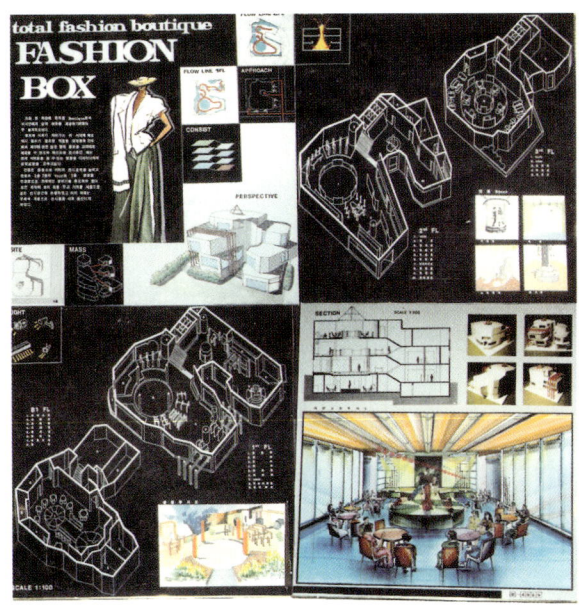

대학2학년 때 입상한 KOSID인테리어 공모전 작품

드는 이 매력있는 작업이 나의 대학 4년을 즐겁게 해주었다.

그리고 지금은 아이를 보살피느라 설계를 뒤로 하고 간간이 내 눈길을 끄는 인테리어 잡지 속에 빠지지만, 그래도 남편은 설계 분야의 독보적인 존재가 되어 나와 그 기쁨을 함께 나누어간다.

남편은 내게 늘 자신의 작품을 보여주고 나의 느낌과 의견을 물어보곤 한다. 가끔은 나의 생각이 정확했다며 나를 존중해 주고 칭찬해 준다. 그렇게 나는 질주하는 그에게 가끔 브레이크가 되어 주고 그는 내가 나갈 수 있게 액셀러레이터가 되어 준다. 우린 늘 친구이고 동료이고 서로에게 멘토이고 위로자이다.

우리 친정어머니는 홀어머니의 외아들에게 시집을 가셨다.

마냥 착하신 우리 어머니. 그분은 딸만 넷을 낳으셨다. 그 옛날 딸만 낳은, 죄 아닌 죄로 시어머니의 온갖 구박을 견디다 못해 어머니는 이혼을 하시게 되었다. 그리고 형편이 넉넉하지 못해 딸 넷은 둘씩 나뉘어져 이산가족이 되어 살다가 언니들이 고등학교를 마치고 나서야 모두 함께 살 수 있게 되었다.

어머니는 딸 넷을 키우셔야 했기 때문에 늘 일을 하셔야 했고 온갖 일을 하시며 허리며 다리며 관절의 연골이 없어지는 고통을 겪으시기도 했다. 우린 늘 학교 등록금을 제때에 내지 못했고 넉넉하지 못한 살림을 살아야 했지만, 어머니의 신앙과 기도로 인해 아무도 비뚤어지지 않고 잘 자랐다.

어머니는 늘 우리를 묵묵히 믿어 주셨다.

어머니의 그 믿음이 나를 지탱해 주었고, 그 사랑이 나를 다른 사람들의 마음을 나눌 수 있는 따뜻한 사람으로 만들어주신 것을 믿는다.

나는 다른 사람의 아픔을 내 아픔처럼 이해하는 일이 그다지 어렵지 않았고 그로 인해 다른 사람들을 마음으로 품을 수 있었다. 내가 겪었던 아픔들은 내게 진주와도 같은 보석을 안겨다 주었던 게 아닐까 생각한다.

그 무렵 나는 주일학교 교사를 하게 되었다.

왜 그리도 그 아이들이 좋았는지, 나는 내게 맡겨진 중학생, 고등학생 아이들을 정말 깊은 사랑으로 대하곤 했다. 그들이 힘들어 할 때 자주 편지를 쓰고 그들을 믿어 주고 사랑해 주면서 그들로 인해 더 큰 기쁨을 느끼고 있었던 것 같다.

어느덧 나는 결혼을 하고 그 아이들은 청년이 되고 숙녀가 되었다.

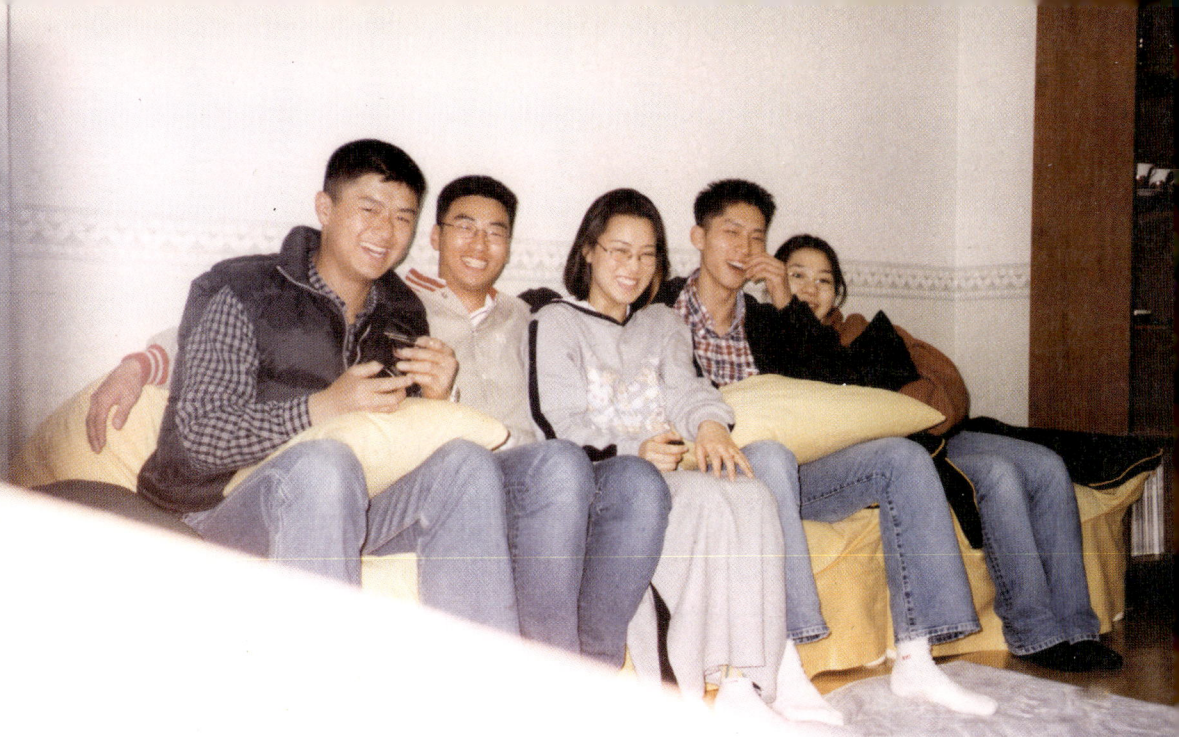

주일학교 교사를 할 때부터 인연이 된 제자들이 청년이 되어 우리집에 찾아왔다.

　군대에서 휴가를 나와 나를 찾아주는 그들이 있어 나는 부자가 된 듯한 느낌을 가졌다. 하나씩 자신의 갈 길을 정하고 자리잡아 가는 그들의 모습이 감사하고 대견했다.
　이제 청년이 되고 숙녀가 되고 한 여자의 남편이 되고 한 아이의 엄마가 된 그들이 내게는 가장 값진 재산이 되었다. 나의 어머니가 나를 믿어 주셨던 것처럼 내가 그들을 믿어 주었다.

　인간을 향한 믿음과 사랑은 어떤 존재도 더 나은 누군가로 바꿀 수 있다는 것을 나는 믿어 왔고, 지금도 믿고 있다.

만남과 이별 그리고 결혼

화창한 어느 봄, 풋풋한 20살 새내기 대학생이 되어 캠퍼스의 잔디밭을 걸었다. 푸른 하늘 아래 180cm의 훤칠한 남학생 셋이 잔디밭에 앉아 있었다. 어이없는 소개팅 얘기로 우리를 웃겨 주는 한 남자. 마른체격에 여드름이 잔뜩 난, 세상물정 모르는 어린왕자 같은 그가 나의 가장 친한 친구가 되었다.

나의 가장 친한 여자친구를 그에게 소개시켜 주고 그리고 서로 편지를 주고 받으며 우린 우정을 쌓아 갔다. 몇 개월이 지나고 문득 친구 이상의 감정이 생기면서 우린 고민 속으로 빠져들었다.

하지만 그림 그리는 걸 좋아하고 공부엔 별 관심이 없으나 농구 골대에 멋지게 슛을 날리는 그 친구는, 110명중 10명밖에 안되는 여학생중의 나를 연인으로 만들었다. 우린 그렇게 과 커플로 7년이라는 세월을 연인으로 지냈다.

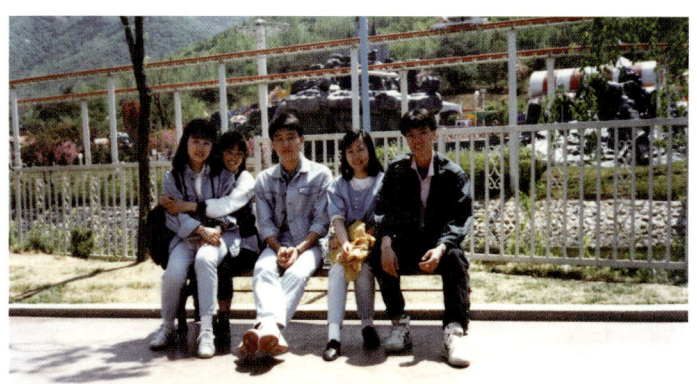

대학1학년 때, 놀이동산에서 이 안에 지금의 남편이 있다.

덕분에 난 소개팅 한번 못해보고 다른 남자 한번 못 사귀어 보고 아줌마가 됐노라고 불평을 하곤 한다.

KAL의 베테랑 기장이셨던 아버지와 지혜로우신 어머니의 사랑을 받으며 풍요롭고 유복하게 자라온 그.
그리고 홀어머니의 외아들과 결혼을 하여 딸만 넷 낳은 죄로 이혼을 당하시고, 오로지 신앙과 성실과 사랑으로 우릴 키우신 내 어머니와 온갖 어려움을 겪으며 살아 온 나.

그와 나는 이렇게 물과 기름처럼 서로가 많이 달랐다.
대학시절에도 늘 놀고 싶어 하던 그와 늘 아르바이트로 바쁜 난 조금씩 서로의 다른 부분들이 힘들어지기도 했다.
그렇게 첫 번째 이별을 했다.

우린 단지 서로가 다르다는 것을 받아들이기 힘들었을 뿐 사랑하지 않아서 헤어진 것은 아니었다. 함께 보던 영화가 그립고 함께 걷던 거리가 아픔이 되어 가슴으로 들어오면서 우린 다시 서로 조금씩 더 이해하기로 했다.
그렇게 조금씩 서로의 차이를 좁혀갔지만 남편이 군대에 입대하면서 상황은 더 어려워졌다. 서로 얼굴을 볼 시간이 더 줄어들었고 한참만에야 만난 우리는 서로가 먼저 위안을 받고 싶어 했고 상대에게 쉼을 주려고 하질 않았다. 만남이 부담스러워지면서 우리 사이의 벽이 더 높아진 것만 같았다.
그렇게 두 번째 이별을 했다.

이젠 정말 끝인 것 같았다. 그런데 강원도 산속으로 발령이 난 그가 갑자기 내가 살고 있는 인천으로 오게 되었다. 그와 같은 때에 난 교통사고로 차를 폐차하고 정신적으로도 힘든 상황이 되었고 그는 나를 출퇴근시켜주며 내게 많은 위안이 되어주었다.

두 번의 이별로 우린 서로를 더 사랑하게 되었고 서로의 차이를 더 이해할 수 있을 만큼 성숙해져 있었다. 그렇게 우린 7년이라는 시간을 지루하지 않게 추억을 만들어갔다.

대학 1학년 때부터 뵈어 오던 시부모님은 신앙심이 깊고 따뜻하신 분들이었고, 아들만 둘인지라 나를 진심으로 딸처럼 대해 주셨다. 시아버님은 아르바이트로 피곤한 내게 용돈을 쥐어 주시곤 했고 그 따스함이 나에게 용기가 되곤 했다. 시어머님은 나와 대화하기를 좋아하셨고 우린 마음도 잘 통했다. 어느 곳에 가서라도 좋은 시부모님은 나의 자랑거리이다. 그리고 우린 두 번의 이별의 아픔을 딛고 그 물과 기름을 오랜 시간에 걸쳐 융화시키면서 아름다운 작품으로 만들어 갔다. 남녀노소를 막론하고 누구나 우리 커플을 부러워했고 누구나 우릴 좋아했다.

남편이 공군장교 제대를 얼마 안 남기고 우린 드디어 하나님 앞에서 부부가 되었다. 어려운 생활을 하던 나였기 때문에 시댁에서는 혼수도 마다하셨고 내 결혼준비도 시어머님이 손수 해주셨다. 정말 내 평생 잊지 못할 따뜻한 분들이시다.

남편은 타고난 낙천주의자 B형 남자였고, 난 매사에 신중하고도 걱정이 많은 A형 여자였다. 하지만 남편의 긍정적인 사고와 진취적인 사고가 나를 변화시키기 시작했다.

남편은 진심으로 나를 존중해 주었고, 칭찬해 주었다. 남편은 늘 나를 다이아몬드 원석에 비유했다. 남편과 더불어 깎이고 다듬어져 다이아몬드 보석이 되어 가는 과정이라며 나의 가치를 인식시켜 주었다. 난 남편 안에서 낮았던 나의 자존감이 높아지는 것을 느낄 수 있었다.

나 역시 남편에게 주위를 돌아볼 수 있는 눈을 주었다. 풍요 속에서 자칫 볼 수 없는 이웃들의 아픔을 바라볼 수 있는 눈을 열어 주었다. 남편은 조금씩 따뜻해져 갔고, 배려라는 말을 이해하기 시작했다. 앞으로도 더 넓은 가슴으로 세상을 품으리라 생각한다.

진심으로 사랑하는 마음은 그 무엇도 바꿀 수 있다는 것을 나는 믿는다. 내가 그렇게 바뀌었고 또 나 역시 그 누군가를 진심으로 사랑하며 변화되어가는 그를 발견할 수 있었다.

남편은 타고난 위트를 소유한 사람이었다. 순간순간 재치로 날 재미있게 해주었고 내 걱정들을 사라지게 하는

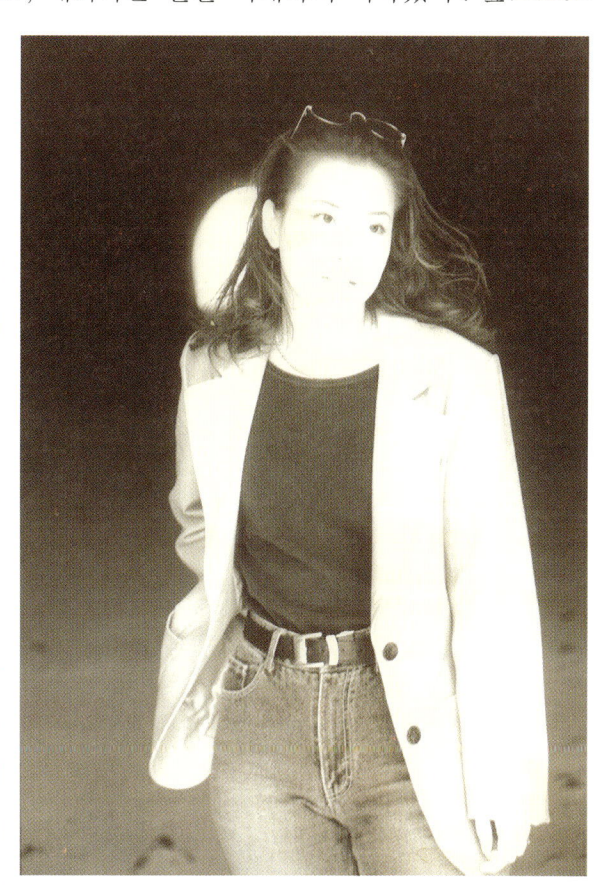

남편이 확대하여 가져온 사진

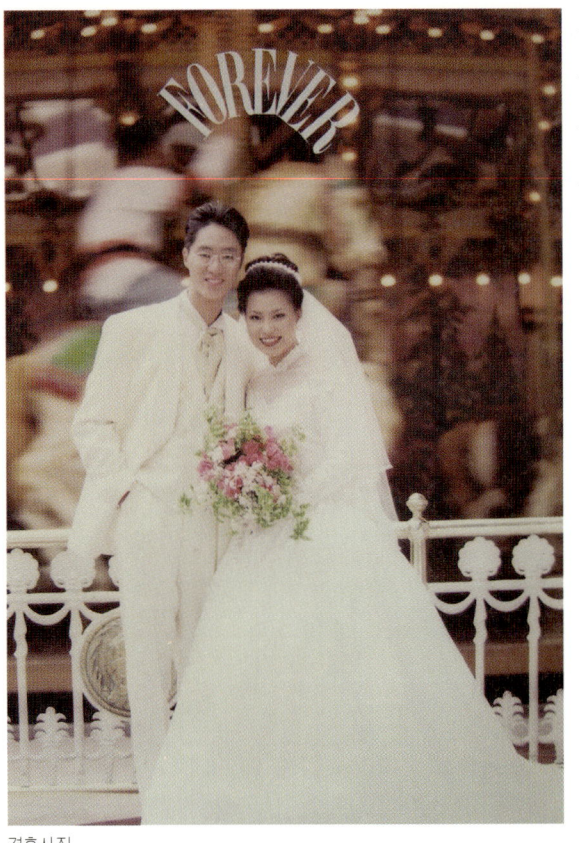
결혼사진

재주도 가지고 있었다. 글라디올러스가 받고 싶다는 내게, 아무리 돌아다녀도 못 구하겠노라며 멋진 남자가 글라디올러스를 선물하는 카드를 만들어 줄 줄 아는 낭만도 지닌 사람이었다.

미국의 힐러리 여사가 빌클린턴이 많은 잘못을 했음에도 불구하고 용서하는 이유를 묻는 기자의 질문에 이렇게 대답했다고 한다.

"그럼에도 나를 웃게 만드는 유머를 가진 사람은 빌밖에 없기 때문이죠."

　나의 남편 역시 나를 화나게 할 때도 많지만, 나를 웃게 하는 그의 유머와 위트를 난 좋아한다.

　어느 날은 회사일이 많아, 가지고 왔다며 내게 도움을 청했다. 그리고는 큰 도면을 내게 건넸다. 그러나 그 도면은 회사일이 아니라, 내가 신혼 때 사진을 전공한 친구 부탁으로 추억삼아 모델이 되어 찍었던 사진이었다. 그 사진을 커다랗게 브로마이드처럼 확대를 해서 내게 선물한 남편. 남편은 이렇게 가끔 나를 재미있는 일상 속에 빠지게 한다.

　우스운 춤도 춰 주고 음치임에도 불구하고 열심히 노래도 불러 준다.

　따뜻한 말을 하는 것에는 어색하지만 가끔 불쑥 내미는 말로 내 눈에 눈물이 고이도록 감동시키기도 한다.

　우린 언제나 친구처럼 서로에게 희망의 기운을 불어넣어 주고, 행복의 진정성에 대해 느껴가고 있었다. 그렇게 우린 언제나 친구처럼 10년을 살았다. 난 그에게 멘토가 되어 주었고 그는 내게 든든한 나무가 되어 주었다.

　남편과 난 늘 꿈을 갖고 산다.

　한 해가 시작되면 일년 계획표를 쓰고 10년 계획표를 쓴다. 그리고 꿈을 향해 달려간다. 일 년이 지난 후, 10년이 지난 후, 우리의 계획표를 보면 거의 그 계획들이 이루어져 있곤 했다.

　맞벌이를 해야 할 정도로 박봉으로 시작한 남편은 해마다 승진을 했고 남부러울 것 없이 하고 싶은 일을 다 하며 살았다. 회사의 지원을 받으며 대학원 공부도 하고, 틈틈이 그 많은 책을 보며 자신의 책 두 권을 쓰기도 했다.

　그리고 여러 학교에서 후배들에게 건축 강의를 하기도 했다.

　그는 늘 우리의 꿈을 잊지 않고 마음 속에 새기며 성공의 가도를 달리기 시작하였다.

　아무것도 없이 시작한 우리의 결혼 생활은 하나씩 하나씩 커져나가며 사랑과 꿈, 그리고 행복과 동행하였다.

지후와의 만남

　결혼 후 2년이라는 기간동안 나와 남편은 그리 아이를 기다리지 않았다. 박봉인지라 맞벌이를 해야 했던 까닭도 있었지만, 아직 마음의 준비가 되지 않았기 때문일 것이다.

　그렇게 2년쯤 지났을 무렵, 주위의 아기들이 예뻐 보이기 시작했다. 우린 이제 비로소 엄마 아빠가 될 준비가 되었다는 생각에 아기를 기다리기 시작했다. 하지만 그렇게 2년의 시간이 더 흘렀다. 불임검사도 해보았지만 우리 둘에게는 문제가 없었다.

　그럼에도 임신은 어려웠고, 인공수정이라는 결정을 앞두고 있던 어느 날 새벽 6시, 나는 일찍 잠에서 깨어 임신테스트기를 쳐다보며 반응을 기다렸다. 점점 희미한 두 줄이 내 시야에 들어왔다. 임신인 것이다. 난 그 감격의 날을 아직도 잊을 수가 없다.
　아침까지 기다릴 수가 없어 잠든 남편을 깨워 그 두 줄을 보여 주었다. 남편과 나는 그 순간 얼싸안고 기쁨과 감사의 기도를 드렸다.

　다음날 일찍 병원을 가보았지만 우리에게 주어진 소식은 아직 초음파 상에 아무것도 나타나지 않는다는 말과 함께 그간의 나의 상태로 보아 착상이 어려울 수도 있다는 말이었다.

난 그간 아랫배가 아프곤 했기 때문에 유산기가 있을 수 있다는 것이었다. 그날로부터 며칠간 난 꼼짝없이 누워 지냈다.

그리고 우리의 결혼 기념일이기도 한 2월 3일 드디어 초음파 속에 나타난 우리의 아기를 볼 수 있었다. 그렇게 많은 사람들의 기도 속에서 찾아온 우리의 지후를 위해 난 꼬박 8개월을 누워 지냈다. 그래도 나의 임신 기간은 생애 중 가장 편안한 시기였다.

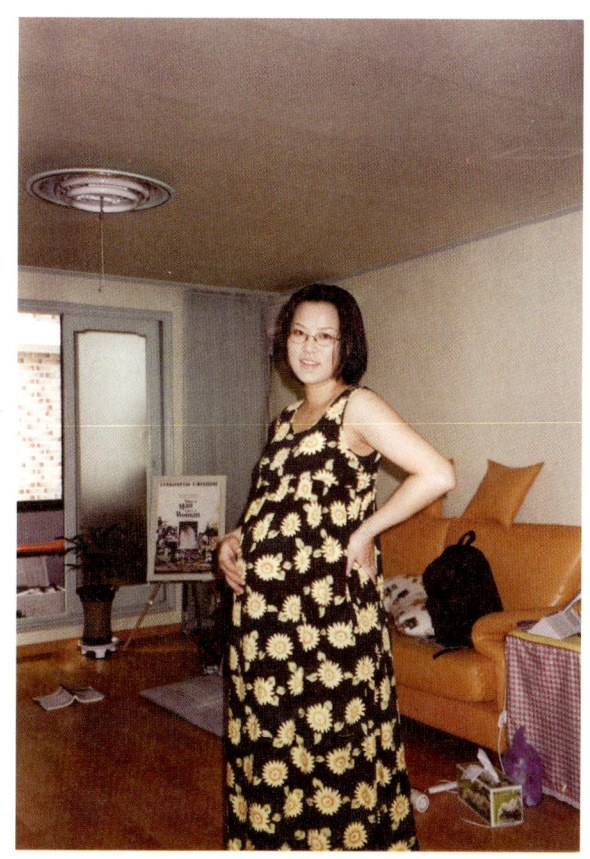

지후를 임신했을 때, 출산을 앞두고

나와 남편은 태담도 열심히 했고, 태교에도 많이 신경을 쓰며 소중한 시기를 보냈다. 임신을 준비하면서도 나와 남편은 술은 물론 커피, 인스턴트 음료도 마시지 않을 정도로 몸을 준비시켰다.

그리고 우린 지혜의 왕 솔로몬처럼 지혜로운 사람이 되라고 지후(智侯)라는 이름을 지어주었다.

아토피 엄마사랑

그러나 정작 아기는 때가 되어도 세상으로 나올 생각을 하지 않았고 양수가 부족해져 가고 있었다. 우린 결국 아기가 견디지 못할 경우를 대비해 수술준비까지 해놓은 채 10월 2일 0시부터 유도분만에 들어갔다.

시간이 멈춰버렸으면 좋을 것만 같은, 멈추지 않는 끔찍한 진통과 더불어 19시간만에 지후는 세상 밖으로 나와 주었다.

지후는 그 힘든 시간을 너무도 잘 견뎌주었다. 그리고 분만실에서 엄마의 목소리를 알아듣고 울음을 멈췄던 그 순간도 나는 잊을 수가 없다. 드디어 나는 아기의 엄마가 되었고, 뱃속에서만 얘기를 나누던 그 아기가 내 품에 안기게 되었다.

내 사랑하는 지후가.

지후가 퇴원한 날부터 난 모유를 먹였다. 자연분만으로 앉아 있기도 힘들 지경이었지만 모유를 먹이고 싶은 욕심을 막을 수는 없었다. 어떤 때는 너무 앉아 있기가 힘들어 누운 채로 먹이기까지 했다. 하지만 모유를 먹이면서 비로소 나는 엄마가 되었다는 감격을 느끼곤 했다.

지후와 나만의 비밀 같은 시간이었다.

두 눈을 또랑또랑 뜨고 주위를 살피는 지후가 이내 엄마의 젖을 찾아내는 모습은 아직도 내 눈에 선하다. 그렇게 우린 엄마와 아기로 하나가 된 듯한 기분이었다. 처음엔 젖을 먹이니까 변이 묽어서 설사를 하는 줄 잘 못 알기도 했다. 젖을 먹이고 재우면 이내 변을 찔끔 지리고 기저귀를 갈아 주면 이내 잠을 깨서 또 재우고 그 때부터 난 새벽잠을 설치곤 했다.

그래도 내 아기에게 엄마 젖을 먹인다는 건 그 무엇과도 비교할 수 없는 기쁨이고 감사함이었다.

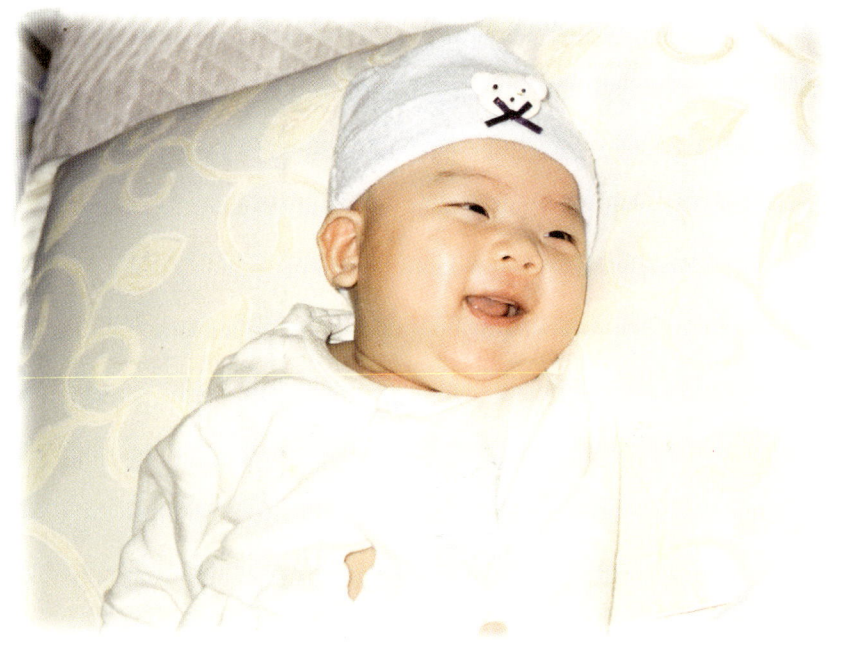

2개월 된 지후

 할 수 없이 모유를 끊었을 땐 정말 마음이 허전하기 이를 데 없었다.
 모유를 먹이니 임신 후 늘었던 체중이 6개월만에 정상으로 돌아 왔다. 하지만 모유를 먹이던 때 젖을 짜느라 손가락 관절이 망가지기도 했다. 엄마는 아기를 위해 무엇이든 희생이 되는가보다.
 한두 달은 모유가 잘 나오지 않아 애를 태웠지만 그래도 포기하지 않고 자꾸 물렸더니 그 후로는 지후가 먹기에 충분해졌다.
 가끔 지후는 엄마 뱃속에 있었을 때 얘기를 해달라고 한다. 난 지후가 엄마뱃속에 웅크리고 있으면서 발로 뻥뻥 차던 이야기를 해 준다. 지후는 어느새 그 이야기를 외우고는 마치 자기가 기억이라도 하는 것처럼 얘기하곤 한다.

"엄마, 내가 엄마 뱃속에서 발로 뻥 찼지?"
"기억나?"
"그럼~"
우리 지후는 자기가 아기였을 때 이야기도 좋아한다.
밤에 젖 먹으러 일어나서 말똥말똥 주위를 둘러보고는 그제야 엄마 젖을 찾곤 했다고 말해 주면 히죽히죽 웃는다.
사랑스런 내 아이, 지후가 있어 난 행복하다.

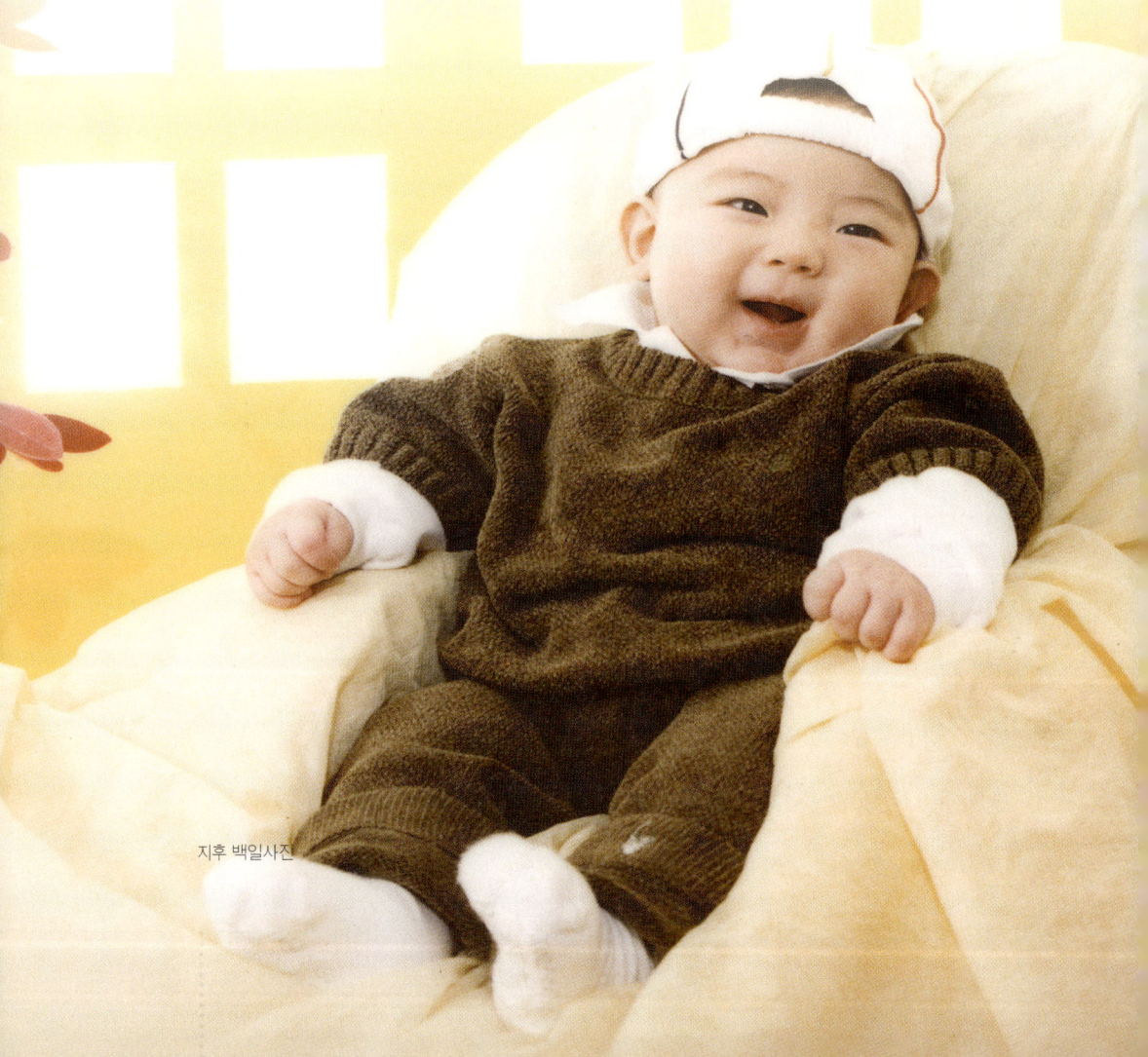

지후 백일사진

아빠의 이야기 1

CITY OF JOY

" 세상이 왜 이다지도 힘든 것일까? "
" 그것은 고난 속에 찾아오는 기쁨이야말로
진정한 기쁨이기 때문일거야. "
- 씨티 오브 조이 -

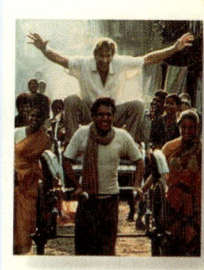

롤랑 조패감독의
City of Joy

   롤랑 조패 감독이 만든 영화 'CITY OF JOY' 의 마지막 장면에 나오는 이 대사를 나는 잊을 수가 없다. 영화가 끝나고 자막이 올라가며 나오는 대사라서 성질 급한 많은 사람들은 이 대사를 놓치기 십상이다. 그러나 내 생각에 두 시간이 넘는 이 영화는 마지막의 이 한 마디 대사를 위하여 만들어진 것 같다.
   영화의 내용은 이렇다.
   미국에서 의사로 일하던 페트릭 스웨이즈가 일에 지쳐 새로운 무엇인가를 찾아 인도로 간다. 그 곳에는 또 다른 주인공이 있었다. 평범한 인도인 아버지였다. 딸의 결혼자금을 마련하는 것이 유일한 꿈인 그는 돈을 벌기 위해 가족과 함께 도시로 와서 인력거를 끄는 일을 한다. 인도에서는 딸을 결혼시키기 위해서는 많은 지참금을 마련해야 했고, 그 지참금을 마련하지 못해 딸을 결혼시키지 못하는 아버지는 그 이상 비통한 일이 없게 되는 것이다. 그러나 아무 것도 없는 그가 단지 열심히 일하는 것만으로는 돈을 많이 벌 수 없었다. 이미 도시에는 텃세가 있었고, 인력거 회사의 사장은 깡패들을 거느리고 가진 것 없는 인력거꾼들을 착취하는 인간이었다.

그 인력거꾼은 우연히 페트릭을 알게 되었고 두 사람은 함께 우정을 나누는 사이가 되었다.

그리고 영화 내내 스토리는 이 아버지가 고생하고 힘들어 하고 당하는 것이다. 그렇게 고생고생하고 딸을 결혼시키고 클라이맥스에서는 그 딸이 아이를 낳는다.

그리고 자막이 올라가며 두 사람이 마지막 대화를 나눈다. 진정한 기쁨은 고난과 고통 속에 찾아오는 것이라는 명언을 남긴다. 'CITY OF JOY'의 이 마지막 대사가 내 머리 속에 여전히 남아 있는 이유가 있다.

2000년 10월 2일 오후 7시 9분 드디어 나와 자경이의 아기 지후가 태어났다.

지난 2월 3일 우리의 4번째 결혼기념일에 임신 사실의 감격을 알게 되고 8개월 동안 아주 조심스러운 시간을 보냈다. 조금 심하게 움직이면 자꾸 자경이의 배가 뭉치는 것 때문이었다.

그래서 몇 개월 동안 밖에 돌아다니지도 못하고 거의 집에서 누워 있다시피 보냈다. 누워 있는 자경이는 더 했겠지만 나 역시 너무나 답답한 시간이었다.

조금 시간이 지나 해산일이 다가오자 조금씩 돌아다닐 수 있게 되었다. 그 동안 너무 움직이지 않고 있어서 아기가 아래로 많이 내려가지 않았다고 한다. 그래서 나는 매일 밤 퇴근하고 집에 와서 피곤한 몸을 이끌고 같이 산책을 하기 시작했다. 매일 밤마다 거의 두 시간씩 온 동네가 어떻게 생겼나 파악하고 다녔다.

예정된 출산일이 지났는데도 아기가 나오지를 않았다. 너무 아기가 커지면 날 때 산모가 힘들텐데 우리의 아이는 나올 생각도 안하고 있다고 했다. 너무 오래 운동을 하지 않아서인지 마지막 산책만 가지고는 부족했나보다.

벌써 아기는 3kg이 넘었는데, 설상가상으로 이제까지 아무 이상없더니 아기 양수가 부족하여 자연분만할 때 아기를 밀어주는 힘이 부족해 힘들다고 한다.

이런 경우라면 병원에서는 제왕절개수술을 거의 권한다고 한다. 그런데 이 병원이 형이 근무하던 병원이어서 모두 잘 아는 분들이었다. 그리고 병원에서도 형이 있으니 형에게 어떻게 할지 의논해 보라고 한다.

가족들과 상의해 보았다. 장모님과 자경이의 언니들은 유도분만이 너무 힘들다고 수술을 하라고 한다. 그런데 형은 촉진제를 맞고 수술하지 말고 낳으라고 한다. 산모나 아기 모두에게 수술은 좋지 않다고. 그런데 문제는 촉진제를 맞는 일이었다. 몇 시간을 촉진제를 맞아야 하는데, 더구나 이런 경우는 양수도 부족해서 수술 준비를 모두 해 놓고 링거 주사를 맞는다고 한다.

결국 촉진제 맞으며 고생은 고생대로 하고 결국은 수술을 할 수도 있다는 것이다. 아니 그럴 확률이 아주 높다는 사실이다.

장모님도 그 고생하고 결국 수술하느니 그냥 고생 안하고 수술을 하라고 말씀하신다. 나도 쉽게 결정을 못하고 갈등을 하고 있었다. 그런데 나의 갈등과는 상관없이 그냥 형이 결정해버렸다. 잔말 말고 유도분만 주사 맞으라고. 산부인과의사인 형은 자연분만주의자이다.

그렇게 형의 권유로 우리는 2000년 10월 1일 일요일 밤 8시 유도분만을 하기 위해 병원으로 가게 되었고 그 날 밤 12시를 기해 주사를 맞기 시작했다.

주사 맞기 시작함과 동시에 시작된 진통은 처음에는 5분 간격으로, 조금 지나서는 2분 간격으로 자경이를 괴롭히기 시작했다. 아무도 없는 분만실에는 나와 자경이와 가끔씩 와 주는 간호사들 그리고 산모의 고통, 나의 안타까움만이 있었다. 새벽 1시, 2시. 아픔과 치열한 싸움을 하며 그 밤을 인내해 가고 있었다. 나는 밤에 집으로 와서 잠을 자고 아침에 다시 병원으로 오려고 계획했으나 도저히 자경이를 그 고통의 외로움 속에 혼자 남기고 올 수가 없었다.

자경이는 밤새도록 계속해서 그 진통과 싸우고 있었다. 8시부터 점심까지가 고통의 절정이었다. 자경이는 너무나 고통스러워 했고, 지켜보고 있는 나의 애처로움과 안타까움은 한계에 다다르고 있었다.

고통이 절정에 달할 무렵 다시 내진을 해 보았지만, 생각보다 호전되는 기미가 보이질 않는다는 것이다. 그리고 좀더 진행해 보다가 혹시 진도가 잘 나가지 않을 경우 오늘 밤 열두 시부터 다시 시작하자고 한다.

'아니 하루도 이렇게 힘든데 이 고통을 오늘밤에도 또 겪어야 한다는 말인가.'

도저히 나도 하루 더 이 고통을 참을 자신이 없었다. 조금씩 형에 대한 원망도 고개를 들었다.

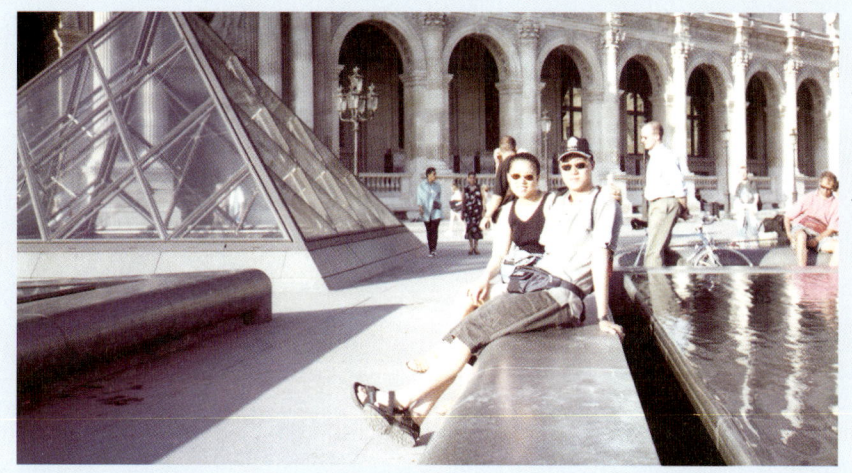
남편과 떠난 유럽배낭 여행 중 프랑스에서

'에이, 그냥 수술한다니까 유도분만하라고 해서 이 고생하고……. 그렇다고 오늘 밤에 한번 더 한다고 해서 내일 분만에 성공한다는 보장도 없고 이틀이나 고생하고 결국 수술하는 것은 아닌가' 하는 원망과 걱정들로 불안해지기 시작했다. 절대 엄살부리는 스타일이 아닌 자경이도 도저히 못견디겠다며 그렇게 되면 오늘 수술하는 것이 나을 것 같다고 한다.

그런데 간호사가 보기에는 오늘 안에 아기를 낳을 수도 있을 것 같다며 희망의 여지를 주었다.

유도분만은 고통스럽고 우리보다 늦게 온 산모가 먼저 분만하러 들어가서 아기를 낳고 하니 아주 힘들고 지치는 시간이었다.

한 시간이 거의 몇 년처럼 느껴졌다. 자경이는 아기를 위한 호흡을 하기 시작했고 드디어 우리에게도 기다리던 분만이 다가왔다.

분만실에 들어가서도 오래 걸리리라 생각하고 난 장기적으로 기다릴 준비를 하였다. 그런데 감사하게도 들어가서 바로 출산을 하였다.

드디어 우리의 아이 지후가 세상에 나오는 순간이었다. 오랜 기다림 뒤에 얻게 된 우리의 2세.

기쁨의 도시. city of joy 의 감격이었다.

고난이 있고 나서의 기쁨이야 말로 진정한 기쁨이라는 그 영화의 메시지가 절실하게 느껴졌다.

이제 나와 자경이에 지후까지 우리는 새로운 한가족으로 시작되었다.

홍자성이 쓴 동양의 고전 "채근담(菜根談)"을 보면 이런 구절이 나온다.

"動中靜이라야 참 靜이오. 難中樂이라야 참 樂이다."

시끄러운 곳에서의 고요함이 진정한 고요함이고, 어려움 속의 기쁨이 진정한 기쁨이라는 뜻이다. city of joy 의 주제이다.

진리는 동서양을 가르지 않고 공감이 되는가 보다.

아빠의 이야기 2

아들을 위하여

자녀를 위한 기도문
- 맥아더 장군

저에게 이런 자녀를 주옵소서
약할 때에 자기를 돌아볼 줄 아는 여유와
두려울 때 자신을 잃지 않는 대담성을 가지고
정직한 패배에 부끄러워하지 않고 당당하며
승리에 겸손하고 온유할 수 있는 사람이 되게 하소서
생각해야 할 때에 고집하지 말게 하시고
주를 알고 자신을 아는 것이 지식의 기초임을
아는 자녀를 허락하옵소서

그를 평탄하고 안이한 길로 인도하지 마시고
고난과 도전에 지면하여 항거할 줄 알게 하시고
그리하여 폭풍우 속에서 용감히 싸울 줄 알며
패자를 관용할 줄 알도록 가르쳐 주옵소서

그의 마음을 깨끗이 하고 높은 이상을 갖게 하시어

남을 다스리기 전에 자신을 먼저 다스리게 하시며

장래를 내다보는 동시에 지난 날을 잊지 않게 하소서

이런 것들을 허락하신 다음

이에 더하여 유우머를 알게 하시고

인생을 엄숙히 살아가면서도 삶을 즐길 줄 알게 하옵소서

제 자신에 지나치게 집착하지 말게 하시고

겸손한 마음을 갖게 하시사

참으로 위대한 것은 소박한 데 있다는 것과

참된 지혜는 열린 마음에 있으며

참된 힘은 온유함에 있음을 명심하게 하옵소서

그리하여 그의 아비 된 저도 헛된 인생을

살지 않았노라고 나직이 속삭이게 하소서

내가 아주 어렸을 때 어머니께서 직접 써서 나와 형의 책상 앞에 붙여 주셨던 글이다. 항상 읽으며 그런 사람으로 성장하길 바라는 부모님의 바람을 느꼈으며 나 역시 그렇게 성장하길 꿈꾸었다.

당당하고 겸손하며 온유한 모습. 저 글은 내가 꿈꾸는 '거인'의 모습을 이야기하고 있었다.

내가 이 글을 처음 접하고 20년이 넘는 시간이 흘렀다. 그 동안 내내 나의 책상 앞에 저 글이 붙어 있었던 것은 아니지만 지난 20년이 넘는 시간 동안 나의 정신과 마음 속에는 항상 자리하고 있었다.

내가 이제 자라 결혼을 하고 아이를 갖게 되었다. 나의 아들 지후.

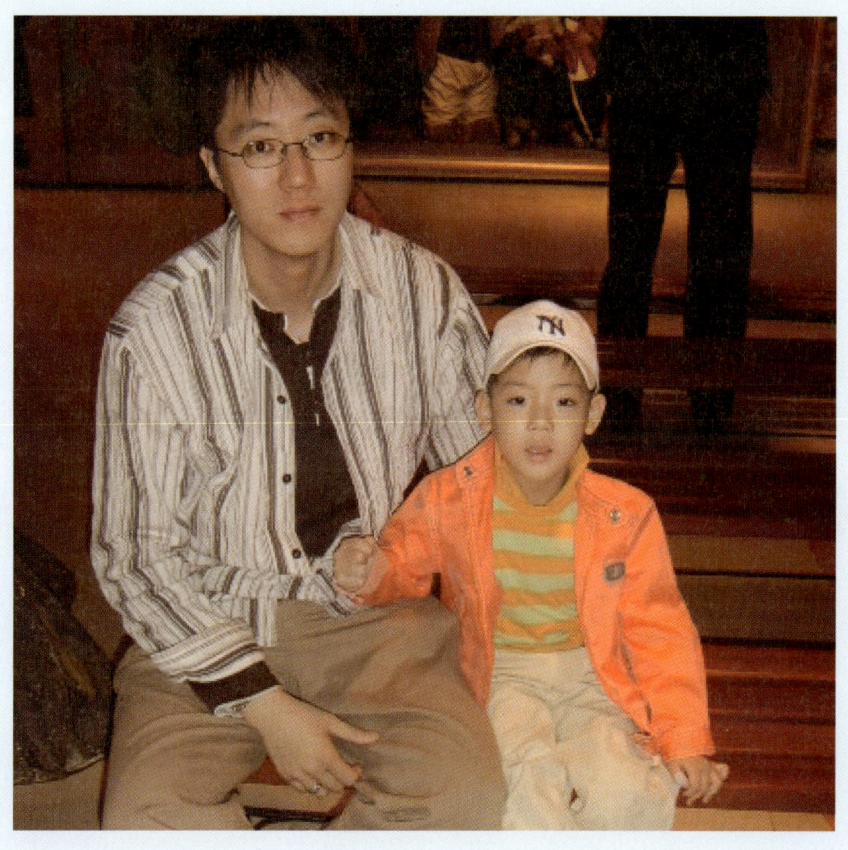

어려서부터 항상 듣던 말이 있다.
"커서 결혼하고 아이를 갖게 되면 아빠 엄마 심정을 알 것이다."
 아이를 갖게 되고 열 달을 지냈고, 아이를 낳고 많은 시간이 지나지 않았지만 조금씩 알 것 같다. 어떤 일이 있을 때마다 가슴이 아려 오고 환해지는 이 마음을. 황달 수치가 오를 때. 더워서 땀띠가 날 때. 심지어는 배고파서 울 때 가슴이 아려 오다가도, 아이의 웃는 모습만 봐도 환해지는 내 마음을 보면서 부모가 된다는 일이 그리 쉬운 일이 아니라는 것을 느낀다. 그냥 아이만 낳는다고 부모가 되는 것이 절대 아니다.

나의 아들, 지후가 벌써 몇 년째 아토피 피부로 고생을 한다. 아이는 물론 자경이까지도 너무나 힘들어 한다.
한 가정의 가장이 된다는 것. 그리고 한 아이의 아버지, 한 여자의 남편이 된다는 것은 내가 만만하게 본 것보다 훨씬 힘들고 가슴 아프고 눈물나는 현실이다.
나 이제 나의 아들의 아버지가 되어, 나 어려 우리 아버지 어머니가 나에게 가지셨던, 그리고 지금도 가지고 있을, 그 마음으로 나와 자경이의 아들을 위해 다시 그 바람을 기도한다.

"저에게 이런 자녀를 주옵소서
약할 때에 자기를 돌아볼 줄 아는 여유와
두려울 때 자신을 잃지 않는 대담성을 가지고
정직한 패배에 부끄러워하지 않고 당당하며 ……"

아토피의 시작 그리고 이사

지후에게 모유를 먹였기에 새벽에도 수없이 깨서 젖을 물려야 했다. 하지만 그렇게 피곤해도 똘망똘망하게 엄마를 쳐다보는 것 같은 내 아기 지후가 있어 그 누구보다도 행복했다.

사랑스러운 아기와의 시간도 잠시. 지후는 심한 황달로 입원을 해야만 했다. 아기를 입원시키고 돌아서는 날 난 차안에서 집까지 엉엉 울며 돌아왔다. 그게 엄마 맘이란 걸 처음 알았다. 그리고 우린 신생아실에서 지후에게 아토피 증세가 있다는 이야기를 처음으로 들었다.

얼굴에 잔뜩 아토피가 생긴 2개월 된 지후를 데리고 시댁에 간 날 엘리베이터에서 한 남자분이 "아토피네." 하며 "조금 지나면 좋아지니 걱정 마세요, 저 소아과 의사거든요." 하는 이야기를 들었다.

그땐 정말 그런 줄 알았다.

지후 얼굴이 각질로 너무 지저분하니까 시어머님도 안타까우셨던지 병원에 가보자고 하셨다. 근처 소아과에 가니 아토피라고 락티케어 1%와 락티케어 로션을 주셨다. 처음 접한 스테로이드 연고. 아무 것도 모르고 처방전대로 아침저녁으로 발라주니 지후 얼굴이 금새 깨끗해졌다.

스테로이드의 위력. 태열이겠거니 할 만큼의 아토피가 한풀 지나가고 있을 때 우리 지후에게 결정적인 데미지가 왔다.

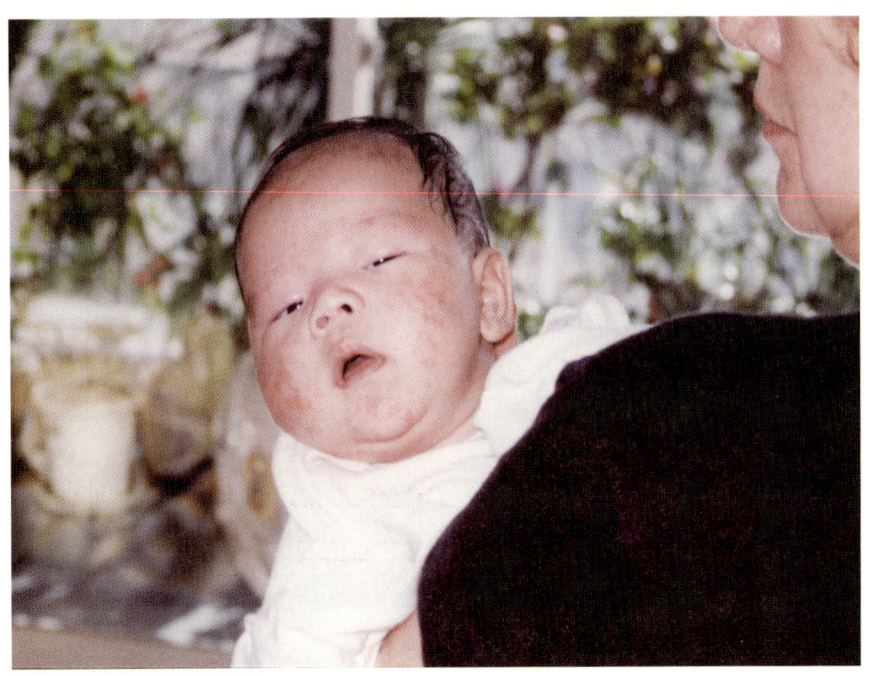

지후 2개월 때

　백일이 갓 지났을 때 아는 분이 지후에게 빵과 콩국을 먹인것이다. 우린 그때까지만 해도 아토피라는 것에 대해 전혀 몰랐기 때문에 결사적으로 말리질 못했다. 이렇게 그날을 후회하게 되리라고는 상상하지도 못했던 바로 그날 지후는 온몸에 진물이 났다.
　그리고 우리의 긴 싸움은 그때부터 본격적으로 시작되었다. 아토피아이의 엄마로서의 고통스러운 시간이 시작되었던 것이다.

　엄마는 그때부터 귀가 얇아지기 시작한다. 지후 4개월때 주위의 아는 분이 특별한 정수기라며 그 물로 씻으면 아토피가 좋아진다고 했다. 100만원이었다. 그래도 아토피가 좋아진다고 하니 우린 그 정수기를 사야했

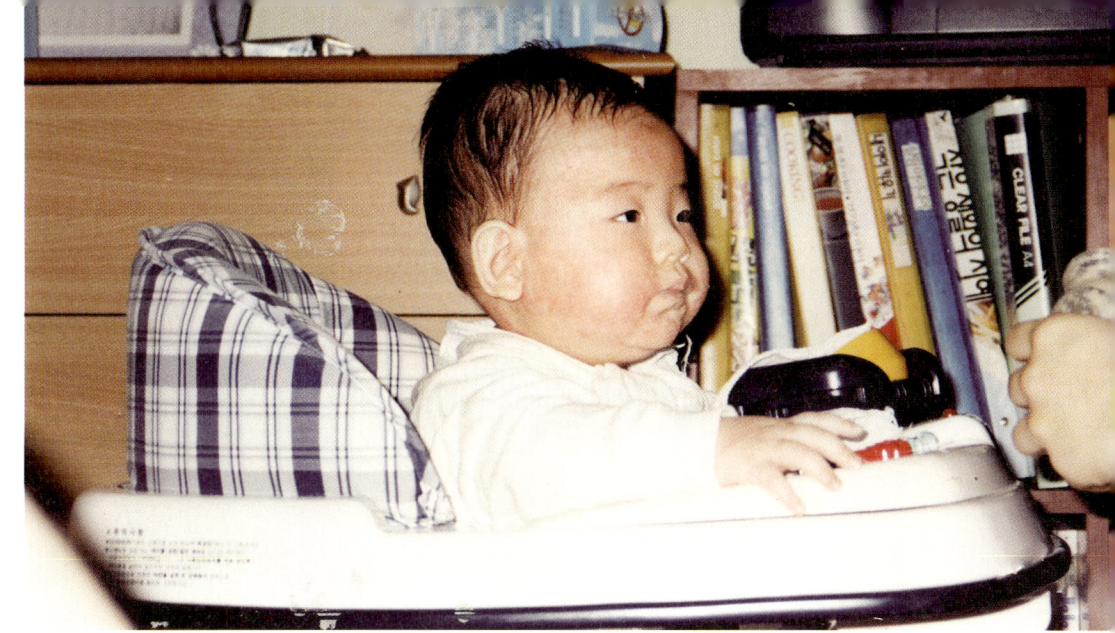

지후 4 개월 때

다. 그때 갔던 병원에서는 그냥 놔두면 나아진다고 하여 우린 병원치료도 하지 않고 있었다.

그런데 아이 얼굴은 더 심각해졌다. 정수기회사 직원분이 그 물은 약알칼리수라 씻는 물은 약산성인 샤워정수기로 씻겨야 한다는 것이다. 어설픈 판매원의 말을 듣고 결국 아이상태를 더 나쁘게 만든격이 된 것이다.

그때 우리 집엔 연수기가 있었는데 나중에 알고 보니 연수기는 염소제거가 안된다는 것이다. 요즘 나오는 연수기는 필터가 같이 있어 염소제거까지 되는 것도 있지만 소금으로만 재생되는 연수기는 염소제거가 되지 않았다. 그래서 결국 우린 100 만원으로 샤워기와 정수기를 샀고 그것이 지후의 아토피 치유를 향한 첫 발디딤이었다.

눈에 보이는 효과는 크진 않았지만 우선 씻는 물의 효과는 알 수 있었다. 지후가 다른 수돗물로 씻으면 손이 빨개지는데 샤워정수기로 씻으면 그렇진 않았다. 수돗물 속의 염소가 아토피 피부에 자극이 됨을 알았다.

> **몸사랑의 제안**
>
> **염소제거샤워기**
> 수돗물 속의 염소는 자극에 민감한 아토피아이들에게 좋지 않은 영향을 줍니다.
> 실내수영장에서 악화되는 경우도 바로 이 염소때문이죠. 그래서 필요한 것이 염소제거기인데 우리가 알고 있는 연수기와는 다릅니다.
> 소금으로만 재생하는 연수기는 물만 연수로 바꿀 뿐 염소제거가 되지 않지요. 하지만 소금재생과 더불어 필터가 같이 있는 연수기는 염소제거가 됩니다. 최근에는 5만원대에서부터 몇십만원대까지 제품이 다양하더군요. 더구나 탈부착이 간편한 모델은 집이 아닌곳에서 잘 때 가져가기에도 편리합니다.

그 뒤로 샤워정수기와 정수기는 우리 집의 일부가 되어 지금까지도 사용하고 있고, 지후와 외출을 해도 샤워정수기의 물을 받아가지고 다니게 될 정도였다. 그 후에는 아예 휴대용 염소제거 샤워기까지 구입하게 되었다. 그만큼 지후를 보면서 아토피환자에게 씻는 물이 큰 영향을 끼치는 것을 절실히 느껴왔다. 그러나 먹는 물의 효과는 잘 알 수는 없었다. 먹는 물의 효과를 알려면 많은 양의 물을 먹여야하는데, 일반적으로 아토피 아이들은 땀이 잘 나지 않으면서 물을 잘 먹지 않는 경향이 있다. 우리 지후도 역시 물을 너무 안 먹었고 땀도 없었다.

그래서 효과를 볼 만큼 많은 양의 물을 먹일 수가 없었지만, 그래도 좋은 물을 먹이겠다는 생각에 계속 사용하게 되었다. 그렇게 지후의 아토피를 치료하기 위한 첫 시도가 있었지만, 지후는 여전히 악화되고 있었다. 그래서 나는 늘 어떻게 하면 지후가 좋아질 수 있을까를 생각하곤 했다.

'맹모삼천지교(孟母三遷之敎)'란 말이 있다.

자식의 교육을 위해 세 번 이사를 다니며 공부하기에 좋은 환경을 만나게 해주었다는 이야기이다. 우리에 비하면 참 사치스러운 이사이다.

우리는 지후의 교육이 아닌 지후에게 맞는 환경을 만나게 해주기 위한 이사를 해야 했다. 서울에서 경기도로 그리고 전국을 돌아보며 좋은 환경을 찾아다니고, 더 나아가 전 세계로 좋은 환경을 찾아다녔다.

우린 잠실에 살고 있었다. 그러나 그곳은 우리 지후가 살기에는 힘든 곳이었다. 창문을 열어두면 금새 거실에 먼지가 앉을 만큼 많은 교통량으로 매연이 가득한 곳이었다. 지후를 보호하기 위해 옷으로 꽁꽁 둘러 쌓음에도 불구하고, 잠시 외출을 하고나면 지후는 금새 얼굴이 빨갛게 되고 말았다.

공기의 오염이 지후의 아토피 증상을 악화시키는 한 요인이 되는 것을 체감하게 되면서 생후 8개월 때 이사를 결정하였다.

전세금을 마련하기 위해 5000만원의 대출을 받아 남편의 회사와 멀지 않으며, 공기가 좋은 곳으로 이사를 했다.

산 밑에 자리 잡은 곳. 아침 저녁으로 풀냄새가 나고 산새 소리가 들리는 곳이었다. 반딧불이가 살 정도로 공기가 좋은 맹산이 코앞에 있었다.

매일 산책을 나가도 지후가 잠실에 있을 때처럼 빨갛게 악화되지는 않았다. 새삼 맑은 공기의 중요성을 절실하게 느낀 때였다.

더구나 이곳에서는 좋은 이웃을 만나게 되었다.

지후 또래의 아기를 가진 엄마들이 나이와는 상관없이 친구가 되었는데, 내게는 그들이 행운의 선물이었다. 지후의 아토피를 겪으며 힘들어하던 내게 그들은 위로자였다.

아토피 때문에 사람들의 시선을 받는 지후가 자신의 아이들과 어울리는 것을 그들은 기꺼이 용납했고, 지후가 지나는 자리마다 남게 되는 하얀 각질 가루도 그들은 아무렇지 않게 닦아내곤 했다.

지후의 간식에 맞춰서 자신의 아이들 간식을 절제해주었고 내가 지후 병원 다녀오느라 힘들어하면 우리 집 거실을 청소해주었다. 내가 지후 챙

> **TIP**
>
> **돌발진**
>
> 2세 이하의 유아는 발열성 질환을 앓은 후 피부 발진이 솟는다. 이런 현상을 돌발진이라고 하는데 이런 돌발진은 눈으로 봐서 아토피피부염 증상과 비슷해 착각하기 쉽다.
> 사실 요즘에는 피부에 무언가 나기만 해도 아토피 피부염이라고 생각하기 때문에 더욱 그렇다.
> 특히 감기 후에 오는 돌발진을 아토피 피부염으로 오해하기 쉬운데, 아이가 감기를 앓으면서 열이 나고 대개는 3일 정도 지나 설사를 하면서 온몸에 발진이 나기도 한다. 아토피 피부염을 앓는 아이도 이런 돌발진이 날 수 있는데, 이럴 경우 아토피 피부염이 심해지는 것으로 오인하기 쉽다.

기느라 밥도 못 해 먹을 그 때 그들이 매일 내게 밥먹으러 오라고 불러주었다.

 잠시 지후를 맡길 일이 생기면 열심히 보습제를 발라주며 자신의 아이보다도 더 많이 보살펴주던 그들이 있었기에 난 그 힘든 시기를 잘 견딜 수 있었다.

 거의 매일같이 아침부터 저녁까지 그 이웃들과 함께 그리고 그들의 아이들과 함께 지내곤 했다. 그 덕에 집에서 갇힌 듯 살았을 아토피 아이인 지후가 친구들과 어울리며 놀 수 있는 분위기를 자연스레 만들어 줄 수 있었고, 나 역시 지후와만 겪어야 할 힘든 시간을 조금은 쉴 수 있었다. 그렇게 지후가 8개월 때부터 네 살이 될 때까지 친구가 되어준 고마운 이웃이 있었다.

 난 이사 온 이곳에서 지후의 산책이라는 보너스와 함께 그들을 선물로 받았다.

분당으로 이사온 후 맹산에서

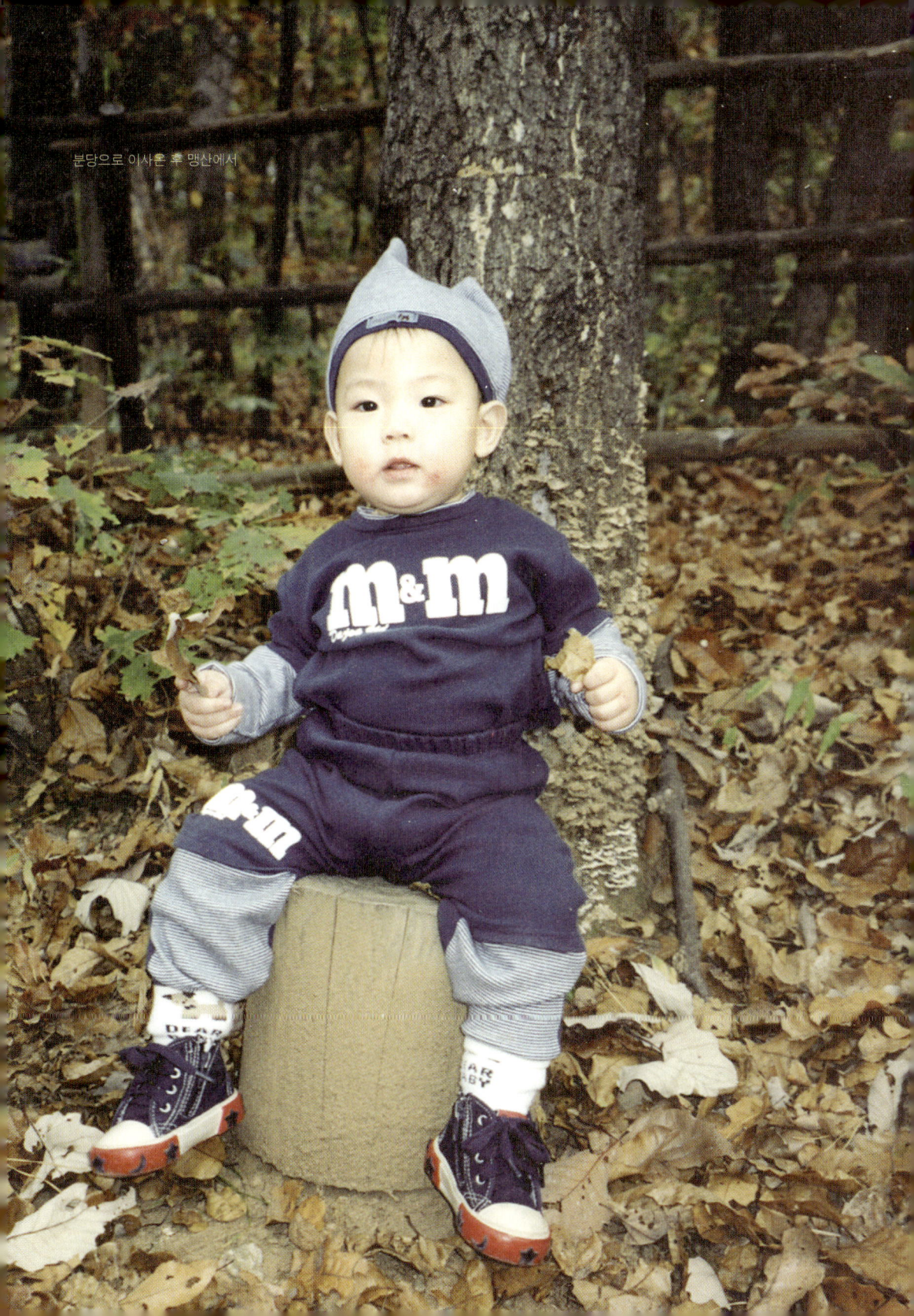

여름휴가 그리고 호주에서

지후를 낳고 나서 내게 휴가라는 단어는 남의 얘기일 뿐이었다. 늘 휴식을 갈망하지만 그건 그저 꿈일 뿐이다.

지후를 데리고 집을 벗어난다는 건 너무 힘든 일이었다.

하지만 어느 날 너무 힘겨운 내게 용기가 생겼다. 남편은 늘 회사생활로 바빴고 나는 친정 식구들과 잠시 휴가라는 것을 맛보기로 했다.

지후를 위해 가지고 가야하는 것들을 하나하나 싸다보니 큰 여행가방으로 하나 가득이었다. 우선 염소제거를 위한 휴대용 샤워기, 콘도 방을 소독할 진드기 방망이, 이부자리, 선풍기, 스킨케어용품, 입욕제… 그리고 지후만의 먹거리. 간식거리를 준비하는데만도 이틀이 걸렸다. 그래도 나도 한번쯤은 휴식하고 싶었던 욕심에 큰 각오를 하고 떠난 바닷가. 휴가철이라 9시간이나 걸려 운전을 하고 힘들게 도착했다.

하지만 허리가 아픈 언니인데도 고생하는 동생이 딱해서 그렇게 지후를 업어줘가며 내게 잠시의 휴식을 맛보게 해주었던 그 바다가 지후를 그렇게 힘들게 할 줄은 몰랐다. 혹여 바닷물이 지후에게 좋을지도 몰라 엉덩이까지만 한번 담궈보았을 뿐인데…

미리 가져간 염소가 제거된 물로 온 몸을 깨끗이 씻겨 데리고 와서 콘도에서도 아토피 전용 비누로 목욕을 해주고 재웠다. 그런데 그날 밤에 갑자기 지후가 다리를 긁어댔다.

엉덩이와 무릎 뒤가 온통 상처가 되어 진물이 넘치고 가져간 듀오덤 2장으로도 모자랄 지경이었다.

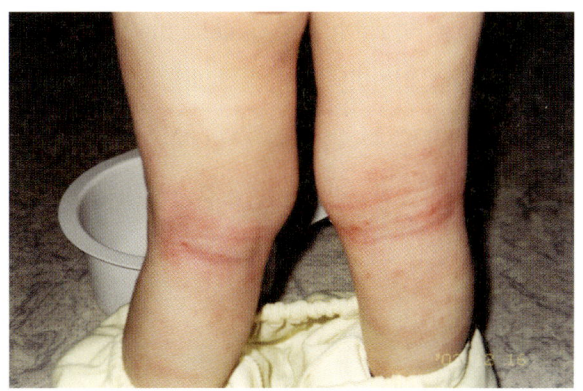

지후의 무릎 뒤 상태

난 그 즉시 가방을 쌌다.

'내가 미쳤나봐… 무슨 휴가며… 무슨 바닷물 치료…'

난 자책하며 그 새벽에 다시 10시간이 걸려 집으로 돌아왔다.

단 하루의 휴가. 그리고 지후의 상처와 자책감에 괴로운 기억만 남기고 그렇게 끝났다.

그 때 우연히 목사님과의 대화 속에서 호주에 미션 홈이 있어 머물 수 있다는 소식을 접했다. 그 당시 난 해외에서 아토피가 좋아졌다는 소식들을 접했었고, 공기가 좋다는 호주의 이야기는 충분히 솔깃했다. 하지만 지후를 데리고 긴 비행을 해야 하고 그 동안 혼자 있어야 할 남편 생각에 쉽게 결정하지 못했던 내게 남편과 시부모님은 대신 결정을 해주었다. 그리고 긴 비행이 시작되었다. 난 비행기 의자에 지후의 면커버를 씌우고 건조함에도 대비해 스프레이와 마스크도 준비했다.

가장 중요한 것은 도시락이었다. 긴 시간동안 상하지 말아야 할텐데 하는 걱정으로 도시락을 준비하고 간식을 싸고 지후의 보습제, 장난감, 씻는물 등 거대한 준비물들을 챙겼다. 휴대용 염소제거 샤워기도 사고 시

아토피 엄마사랑

댁의 도움을 받으며 비행기 값도 마련했다. 비행기 안에서 밤새 뒤척이는 지후의 자리에는 무수한 각질들이 남아있었다. 각질과 가려움 때문에 다른 사람들의 눈치를 보며 간신히 도착한 호주공항에서는 음식물 검사가 유난히 까다로왔다. 나는 지후가 아무거나 먹을 수가 없어서 치즈도 먹던 것을 사가지고 갔지만 모두 세관에서 빼앗겼고, 다행히 가지고간 20개가 넘는 분유는 지후의 피부를 보여주고 특수분유임을 확인시키고 간신히 통과되었다.

 도착해서 가장 먼저 한 일은 지후가 먹을 수 있는 먹거리를 찾아 구입해놓는 일이었다. 지후가 먹는 것은 브로콜리, 늙은 호박, 당근 등이었기 때문에 외국에서도 구하기 쉬웠고 다행히 씨 없는 청포도도 있어서 지후가 무척 잘 먹었다. 한번은 영양가가 풍부하다는 아보카도를 먹여보고 싶어 테스트를 했다가 두드러기가 돋는 바람에 미리 지어 간 약을 먹이기도 했다. 또 지후가 치즈를 먹을 수 있었는데 이왕이면 칼슘 함량이 많은 것으로 먹인다고 열심히 골라 먹인데다 하루에 3장이나 먹이면서 온몸에 급성으로 두드러기가 돋아 가져 간 약이 모자라 당황하기도 했다.
 결국 지후는 그 이후 치즈에 대한 알레르기를 획득해서인지 그렇게 좋아하는 치즈를 못 먹게 되었다.

 호주의 공기는 역시 듣던대로 좋았다. 하지만 태양이 너무 뜨거웠다. 뜨거운 태양은 지후에게 좋지 않았기 때문에 우린 낮에는 움직일 수가 없었다. 서늘한 오후가 되면 지후와 나는 동네 한바퀴를 돌며 산책을 했고, 깨끗한 하늘 위로 떠다니는 작품 같은 구름을 보곤 했다.

맑은 공기를 마시며 그림 같은 동네로의 오후의 산책은 늘 지후와 나의 일과가 되었다. 오며 가며 가볍게 인사하는 사람들 속에서 지후는 영어에 대한 자연스러운 접근을 하게 되었다.

그 곳에서는 어린이를 무척 좋아하는 목사님이, 이상하게도 지후에게는 점수를 잃곤 했다. 우리가 자세히 관찰을 해보니 그 이유는 목사님의 표정에 있었다. 목사님은 지후를 보시며 늘 안쓰러워하셨고 그 표정이 얼굴에서 나타났다. 하지만 사모님은 지후를 여느 아이처럼 대해주셨기 때문에 지후는 목사님보다는 사모님을 더 좋아한 걸 알 수 있었다. 세살 밖에 안된 어린 지후도 자신이 안쓰럽게 보이는 것이 싫었나보다.

지후는 집안으로 들어온 작은 도마뱀이 무서워 엄마에게 안기곤 했다. 깨끗한 곳에서만 산다는 도마뱀이 호주의 집안에서는 흔히 볼 수 있는 동물이었다.

그리고 그곳에서 얻은 정보 중 하나는 호주나 네덜란드가 깨끗한 공기에도 불구하고 천식 발생률이 높아 조사해보니, 원인이 카펫에 있다고 판단되어서 근래에는 거실의 카펫을 타일이나 마루바닥으로 바꾸는 시공이 잦다고 한다.
우리가 머물렀던 그곳도 거실은 타일바닥이었다.
아무래도 어느 정도 습도가 있다보니 카펫의 집먼지진드기가 알레르기 유발의 원인이 된듯하다. 목사님은 우릴 위해 우리가 머물 방을 장판으로 깔아주셨다. 그리고 우리가 사용할 샤워실도 내가 가져간 염소제거 샤워기로 교체하였다.

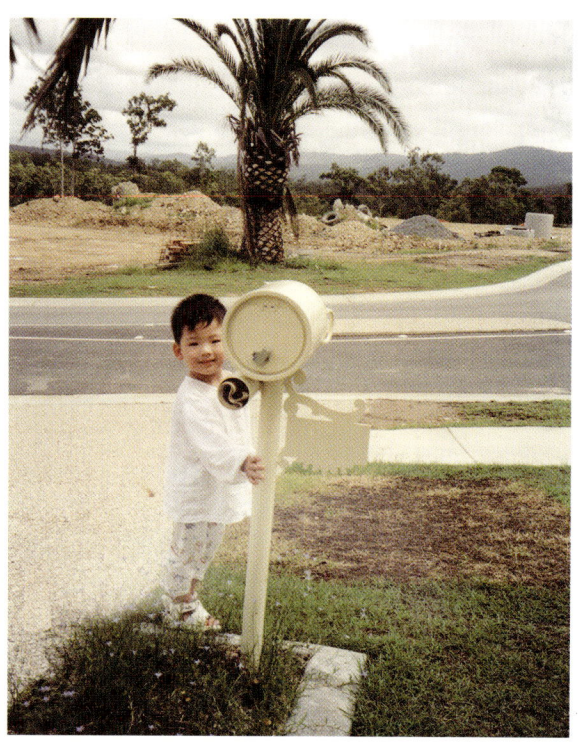
호주에서, 지후

이민에 대한 정보도 구해보고 학교생활은 어떤지도 알아보고 남편이 할 일이 있을까도 알아보았지만, 지후는 두달이라는 시간동안 딱히 나빠지지 않았을 뿐 확실한 효과도 보이진 않았다. 그런 상황 속에서 섣불리 이민을 결정할 수는 없었다. 더구나 남편이 할 일을 찾기가 쉽지 않아 보였고 인종차별도 걱정의 대상이 되었다.

골드코스트의 광활한 바닷가에서 파도에 실려 오는 풍부하고도 신선한 공기를 마시면서, 이곳에서 늘 산책을 하면 지후의 아토피를 고칠 수 있을까 생각해보기도 했던 나는 결국 치즈마저 못먹게 만들고 아쉽게도 호주로의 이민에 대한 생각은 접어야 했다.

한번은 부모님과 함께 하고 싶은 마음에 욕심을 내어 세부로 여름휴가를 가게 되었다. 그러나 기대와는 달리 필리핀 세부(Cebu)에 도착해서 내가 느낀 것은 습하고 더운 공기였다. 어떤 아토피 환자는 동남아시아에서 좋아져서 인도네시아로 이민을 떠나 살고 있다는 소식도 들었지만, 습도와 온도 면에서 세부는 우리 지후에게는 맞지가 않았다.

　지후와 나는 결국 대부분의 시간을 에어컨이 있는 호텔 방 안에서만 지내다가 왔고, 지후는 자신과 맞지 않는 온도와 습도 때문에 아토피가 악화되기도 했다.

　공기만 좋다고 모든 아토피 환자에게 다 좋은 것이 아니라는 것을 다시 한번 느끼게 되었다.

TIP

집먼지진드기

집먼지진드기는 0.2㎝ 정도로 눈에 보이지 않는 아주 작은 생물이다.
공기 중에 떠다니는 먼지 속에는 사람의 상피 세포는 물론 음식물, 식물, 곰팡이, 애완동물에서 나오는 유기물 등이 있는데, 이 중에서 집먼지진드기가 가장 강력하게 알레르기를 일으키는 원인이 된다.
집먼지진드기는 보통 때나 비듬 등 사람의 몸에서 나오는 이물질 등을 먹고 사는데, 어른 한명에게서 나오는 때나 비듬은 집먼지진드기 수천마리가 3개월 정도 먹을 수 있는 식량이 된다. 집먼지진드기는 습한 곳에서 번성을 잘하는데 실내 온도가 26℃, 습도가 75%정도면 가장 번식하기 좋은 조건을 갖춘다.

몸사랑의 제안

집먼지진드기를 줄이기 위한 나의 노력

1. 침대와 커튼은 과감히 버린다.
2. 청소는 기본이고, 바닥은 스팀청소기로 닦는다
3. 빨래 초기 2~3번은 뜨거운 물로 빤다.
4. 진드기 방지용 침구를 사용한다.
5. 무거운 솜이 든 요나 이불보다 스펀지요, 통째로 빨 수 있는 차렵이불을 사용한다.
6. 온·습도계를 비치하고 적정 온도, 습도를 맞춘다.
7. 가끔 진드기 방망이로 방안과 침구류를 소독한다.
8. 살이 닿는 부분에 먼지찌꺼기나 세제 찌꺼기가 남지 않도록 빨래는 뒤집어서 한다.

이민준비-캐나다에서 지내보다

　시간이 흘러가고, 상태는 호전되어 갔지만 여전히 고생하는 지후를 위해 우린 구체적으로 이민을 준비하기 시작했다.
　지후가 좋아질 수만 있다면 하는 마음에 지후에게 가졌던 일반적인 엄마로서의 모든 욕심을 버렸다.
　그저 지후가 건강하게 보통사람처럼 살 수만 있다면…
　그것만이 나의 욕심이 되었다.
　정착할 곳을 알아보고 정보를 수집하고 이주공사를 선정하고 부지런히 준비를 하게 되었다. 그리고 마침 둘째언니네와도 같은 뜻을 갖고 함께 이민을 가기로 하였다. 외로운 이민생활에 정말 좋은 일이 아닐 수 없었다.
　처음엔 캐나다의 빅토리아로 가려고 했다. 그곳은 일년 내내 덥지도 춥지도 않은 온화한 기후이다.
　벤쿠버는 겨울철 우기에 비가 많이 와서 습도에 약한 지후에게 맞을지 확신이 서질 않았는데, 빅토리아는 벤쿠버의 1/3 수준의 강수량이었다. 인터넷을 통해 여러 사람에게 물어보니 비가 그렇게 많이 오지 않고 건조한 겨울에 오기 때문에 습하지 않다고 했다. 실제로 날씨 사이트에 들어가 두 달 동안 강수량을 체크해보기도 했다. 그래서 빅토리아를 목적지로 정하고 날씨 좋을 때 답사를 가서 지후에게 정말 좋은지 확인해보려고 이것저것 정보도 얻어놓았다.

그런데 위니펙에 답사를 다녀온 형부가 가이드한 집 아들이 심한 아토피였는데 위니펙에 와서 말끔히 나았더라고, 아토피 심했던 사진도 봤다고 말해주었다. 위니펙에 2년간 있으면서 아토피도 나았길래 날씨 좋

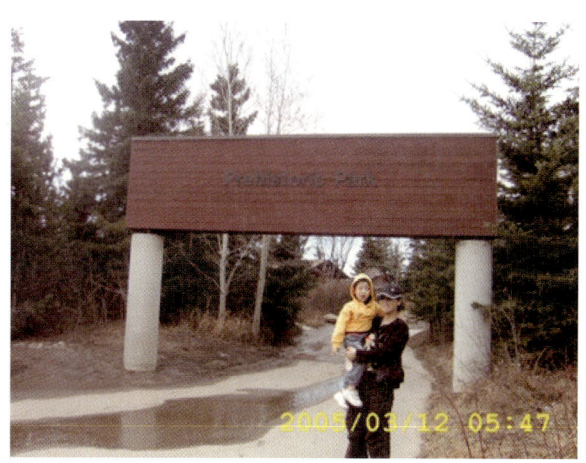

캐나다에서

은 벤쿠버에 가서 살려고 벤쿠버에 한 달간 있어보니 천식으로 고생을 하게 되어서 다시 위니펙에 머물기를 3년째라고 전했다.

위니펙은 영하 40도까지도 내려가며 굉장히 춥긴하지만, 다들 자동차로 이동하고 실내는 따뜻해서 그다지 살기 힘들지는 않고 워낙 건조해서 집먼지진드기가 살기도 힘들다고 했다. 한창 사스가 유행일 때도 위니펙은 아무 탈이 없을 정도로 공기도 캐나다에서 가장 맑고 검역도 철저하다는 이야기를 전해들었다.

갑자기 솔깃해졌다. 그리고 나도 지후와 그곳에서 살아보겠노라고 마음을 정했다. 캐나다 사람들조차 꿈꾸는 도시인 빅토리아를 뒤로하고 가장 춥다는 위니펙을 목적지로 바꿀만큼 지후의 아토피 치료에 대한 내 마음은 그 어떤 어려움도 무릅쓰게 했다.

결국 따뜻한 봄에 빅토리아로 가려던 답사계획은 목적지가 바뀌면서 계획도 변경되었다. 위니펙과 비슷한 환경인 캘거리에 살고 있는 친구 경아

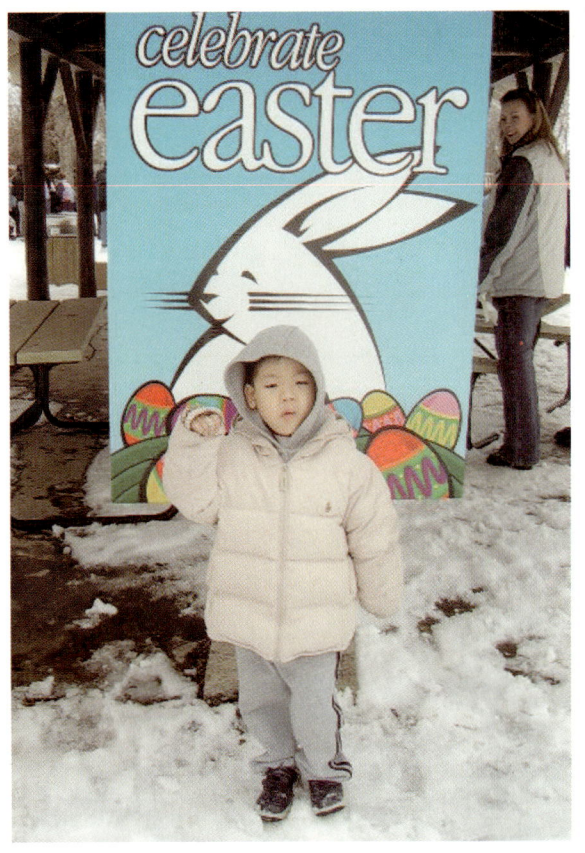

캐나다에서

가 생각났다. 그래서 위니펙의 겨울도 맛볼 겸 겨울이 다 끝나가기 전 캘거리의 친구 집으로 답사를 가기로 했다. 날씨도 너무 춥고 볼거리도 없지만 그래도 열악한 때에 가보는 것이 더 확실히 알 수 있을 것 같았다.

지후 먹거리를 준비하느라 건조기를 사고 진공포장기를 샀다. 버섯이며 연근, 가자미를 말려 진공 포장했다. 전복도 다져서 말려 진공포장을 했다. 간식거리, 백미뻥과자, 누룽지, 귤쥬스, 그리고 포도씨오일, 우리밀, 국수, 보습제까지 철저히 지후 먹거리와 약을 준비해갔다. 긴 비행동안 먹을 지후의 도시락과 간식까지 준비했다.

하지만 공항에서 기다리는 시간까지 15시간이 넘는 긴 비행은 다신 경험하고 싶지 않을 만큼 힘들었다. 지난번 호주에 갈 때에는 지후가 작아서 옆자리에 뉘여도 크게 불편하지 않았는데 이번엔 사정이 달랐다. 지후를 누이기엔 자리가 너무 비좁을 만큼 지후가 자란거다. 염치불구하고 옆자리의 아저씨 몸을 지후 발로 차가며 밤을 보내며 갔다.

지후는 잠을 제대로 이루지 못했고 계속 긁고 불편해했다. 난 전날 짐싸고 준비하느라 녹초가 되었는데도 지후를 돌보느라 한숨도 자질 못했다. 거의 24시간을 못 자게 되었다.

그 덕에 낮과 밤이 반대인 시차적응은 비교적 수월하게 됐지만. 설상가상으로 긴 비행인지라 준비해 간 전복죽의 윗부분이 상했다. 먹을 것이 없어 할 수 없이 윗부분을 걷어내고 조심스레 상하지 않은 부분을 주면서 탈이 날까 가슴 졸였다. 캐나다에 도착해서는 가지고 간 염소제거샤워기가 맞질 않아 이틀동안 염소제거 샤워기를 찾아다녔다. 샤워기를 설치하고 지후의 먹거리를 준비해놓고야 마음이 놓였다.

지후는 캐나다에 있는 동안 잠을 무척 잘 잤다. 밤 8시만 되도 졸음을 못 참아 곯아떨어지곤 했고 새벽에 깨서도 쉽게 다시 잠이 들었다. 아침 7~8시면 일어나서 아침밥을 먹고 TV를 본다. 가려움도 덜했고 먹는 음식도 몇 가지 늘어났다. 난 캐나다에 있는 동안 지후가 아토피라는 것을 조금은 잊을 수 있었다. 그건 꿈같은 일이었다.

당시 캐나다 습도가 23%였고 같은 시기 한국은 45% 정도였다. 이상한 일은 몸으로 느끼는 건조함은 한국이 더하다는 것이었다. 한국에서는 하루 종일 가습기를 켜놓아야 했는데 캐나다에서는 가습기도 거의 켜지 않았고 잘 때도 수건 두 장을 빨아 널어놓았을 뿐이었다.

공기의 맑은 정도가 수치가 아닌 몸에 느끼는 반응에 영향을 끼치는 것 같았다. 난 혹시라도 하는 마음에 카펫 위에 가져간 진드기방지패드를

> **엄사랑의 제안**
>
> **외국이 무조건 좋은건 아니다.**
>
> 공기가 좋다고 외국이 무조건 아토피환자에게 좋은 것은 아닙니다. 아토피는 공기 뿐 아니라 온도와 습도, 그리고 스트레스까지 다양한 부분이 연관되어 있기 때문이죠.
> 지후에게 캐나다에서도 그곳이 공기, 온도, 습도면에서도 맞았을 뿐이에요.
> 자신에게 적합한 환경인 곳, 그곳이 좋은 곳이라는 생각이 듭니다.

> **음사랑의 제안**
>
> **가습기 사용할 때**
>
> 가습기 분출구의 방향이 아이의 얼굴로 가지 않도록 해야합니다. 자칫 찬 공기가 아이로 하여금 감기에 걸리게 할 수 있어요. 감기는 아토피를 악화 시키거든요. 가습기는 아이 발끝쪽에서 간접적으로 습도를 조절하도록 해주세요.
> 가열 가습기는 공기를 덥게 해서 가려움이 더할 수도 있습니다.
> 그리고 너무 습해도 좋지 않습니다. 항상 온도와 습도에 신경 써주세요.

깔았고, 카펫의 먼지가 일어날까봐 뛰지 못하게 조심시켰다.

돌아올 때 지후는 보통 아이처럼 깨끗해져 있었다. 어머님도 지후를 보시고는 좋아졌다고 기뻐하셨고, 유치원에서도 아토피 아이 같지 않았다고 말해주었다.

짧은 기간이었음에도 캐나다의 그곳이 지후에게 잘 맞았다. 더구나 그곳 학교는 급식을 하지 않고 도시락을 싸갔다. 또 아이들의 알레르기를 일일이 체크하고 심각할 경우에는 교장선생님이 모든 보호자에게까지 알려서 그 아이 하나를 보호한다고 한다. 어린 아이를 귀하게 여기는 사회라는 점도 좋았다.

더구나 이민자들로 이루어진 모자이크 사회이면서도 각 민족의 고유성을 존중하고 인종차별도 여러나라 중 가장 적다는 사실을 알게 되었다.

물론 이민은 쉬운 것이 아니다. 낯선 땅과 낯선 언어, 그리고 낯선 문화, 모든 것이 호락호락한 것이 없다. 어떻게 살아갈 것인가도 걱정이다. 그건 현실이고 두려움이었다.

하지만 망설일 이유가 없었다. 나는 어떻게 해서라도 그 땅에 적응해야 했다. 이곳이 나의 마지막 희망이 되었기 때문이다.

비록 남편과는 한동안 떨어져 지내야 했지만 그래도 지후가 좋아진다는 희망에 하루라도 빨리 캐나다에 가서 살고 싶었다.

지후만 좋아진다면, 그래서 지후가 행복해진다면 우리 부부는 무엇이라도 포기할 준비가 되어있다.

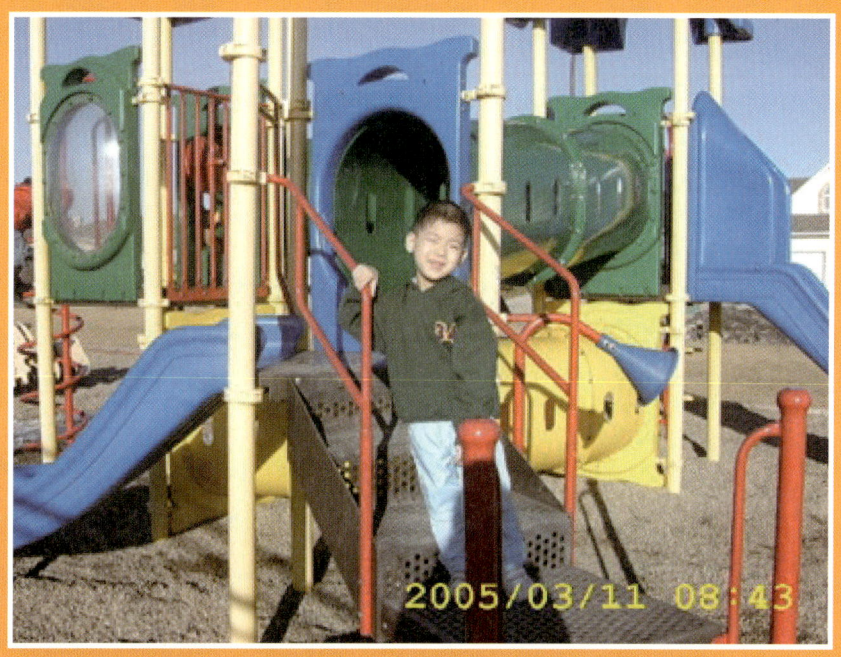
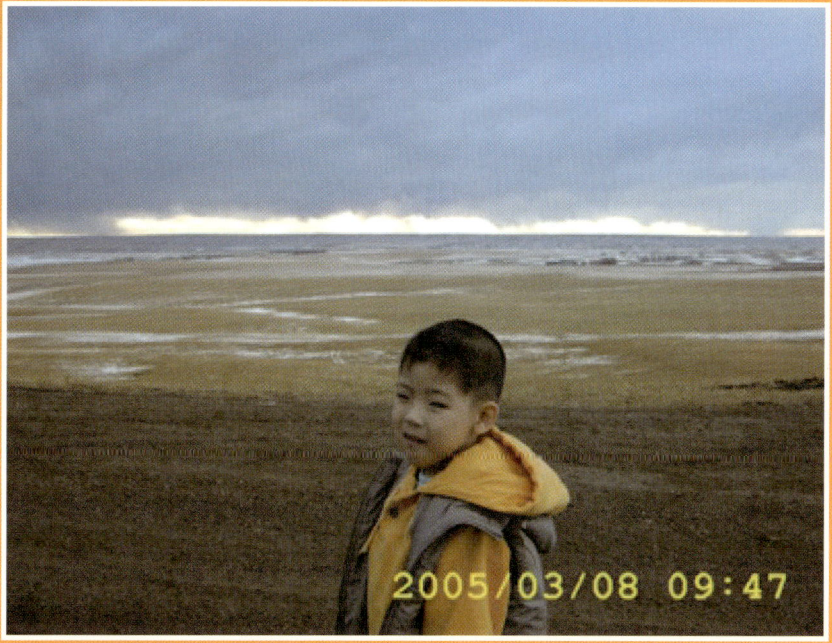

아빠의 이야기 3

My Life

언젠가 배트맨에 나왔던 마이클 키튼이 주인공으로 나온 '마이 라이프(My Life)'란 영화가 있었다.

주인공인 마이클 키튼과 그 부인이 아기를 갖게 되었다. 그런데 그만 이 주인공이 불치의 병에 걸린 것이다.

그래서 이 주인공이 어떻게 했을까? 태어날 아이에게 아빠인 자신의 모습을 알려주기 위해 자신의 모습을 비디오테이프에 담기 시작했다.

아이가 청소년이 되었을 때 보라고 면도하는 방법을 설명하기도 하고 이런 저런 이야기를 해준다.

나와 자경이의 2세 지후가 네 살때였다.

정확하게는 2년 3개월 밖에 되지 않았을때.

지후가 엄마 아빠를 알게 된 것이 그리 오래되지 않았다. 그런데 자경과 지후가 두달이라는 긴 시간을 호주로 가야만 했다. 아토피체질 때문에 공기 좋고 물 좋은 호주에 가서 몇 달을 지내보고 오기로 한 것이다.

이런 결정을 하면서 주위에서 이런저런 걱정들을 많이 해 주었다.

자경과 지후 없이 나 혼자 밥 먹고 외롭게 살 수 있겠느냐?

자경이가 지후 데리고 호주에서 잘 있을 수 있겠느냐? 기타 등등 걱정들이 많았지만 나의 가장 큰 걱정은 하나였다.

나야 혼자 영화보고 잘 노니 지낼 자신 있고 - 때론 미치도록 자경이와 지후가 보고 싶겠지만 - 밥도 꾸밈터 시절에 많이 해 봐서 염려 없고, 기타 혼자 사는 것은 문제없다.

자경이도 워낙 똑똑해서 별 걱정되지 않는다.

나와 자경이의 가장 큰 고민은 지후가 무려 두 달이라는 시간을 나와 떨어져 있다가 돌아와서 나를 못 알아보면 어쩌나 하는 것이었다.

나한테 안기지 않고 엄마한테만 안기면 어쩌지? 내 얼굴을 잊어버리면 어쩌지?

결국 나도 마이 라이프의 주인공처럼 지후와 비디오카메라를 찍었다. 내가 아빠임을 무지 강조하는 그런 비디오를 호주에 가서 매일 지후한테 아빠 얼굴 보여 주라고.

자경이는 비디오를 찍으며 눈물 없이 볼 수 없는 드라마라고 했다.

그런데 나에게는 절실하게 필요한 행동이었다. 나도 그 상황이 너무나 눈물이 났다. 그렇게 자경이와 지후는 호주로 갔고, 나의 두달간의 '혼자살기'가 시작되었다.

다행히 (?) 사무실이 아주 바빠 거의 대부분을 야근을 하고 밤에 집을 가게 되었다.

집은 항상 그대로였다. 그대로 들어가서 자고 그대로 아침에 일어나 출근하니 어지르는 사람도 없고, 매일매일 빨래만 쌓여 갈 뿐이었다. 두달 동안 빨래는 한 두번 하고 있는 옷을 계속 바꿔 입었다.

독신의 삶. 노총각의 삶이 어떤 것인지 절실하게 느끼며 두 달은 그렇게 지나갔다.

그리고 드디어 자경이와 지후가 왔다. 아침부터 공항에 나가 드디어 부자, 그리고 부부 상봉을 하게 되었다.
자경과는 오랜 시간을 함께 해서인지 두달 만에 봐도 엊그제 본 것처럼 그런 기분이었다. 다행히 아들은 아빠를 알아보고 반가워해 주었다. 나의 걱정은 그 반가움과 함께 사라졌고, 새로운 감동이 시작되었다. 차를 타고 집에 가는데 지후가 눈물을 계속 흘리는 거다.
"엄마. 눈에서 물이 계속 나와. 왜 그러지. 눈물이 나와."
자기가 지금 왜 우는지는 몰라도 아빠를 만나고 집으로 가니 감격에 눈물을 계속 흘리고 있다.
그 상황에서 나와 자경이도 눈물이 계속 나왔다. 먼 호주에서 아빠가 없다는 것이 많이 서러웠던 거다. 그리고 아빠를 만나 그 한이 풀리며 눈물이 나오는 것을 본인도 왜인지 모르는 아기였다.
그리고 몇 년 후 다시 자경이와 지후는 캐나다로 갔다. 다시 난 혼자서 생활을 해야했다. 우린 그렇게 이별 연습을 했다. 또 나는 홀로서기 준비 작업을 했다.

야근과 철야가 많은 직업 때문에 아들이 자고 있을때 들어가고 일어나기도 전에 출근을 하는 날이 많다. 그래서 일주일, 열흘 씩 깨어있는 아들을 못볼 때가 많다.
어느 날 캐나다에 사는 자경이의 친구가 집에 와서 지냈다. 하루는 일찍 집에 들어가서 깨어있는 아들을 보게 되었다. 우리 생활을 잘 아는 자

경이의 친구는 장난으로
"지후야, 인사드려라. 아빠시다."
아들의 대답이 더 걸작이었다.
"알아요. 지난번에 봤잖아요!"
"……!"

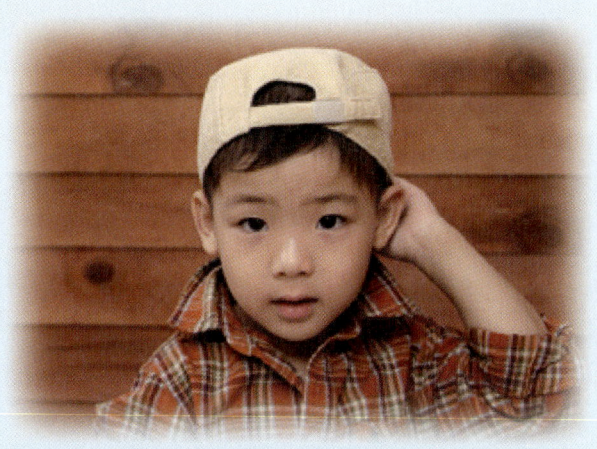

8년이란 긴 시간 연애를 하며 두 번의 이별을 겪었다. 지금 생각해보면 그 이별의 원인은 이기적인 나에게 있었다.

나는 나에게 있어 항상 관대하고 최고의 관심을 가졌고 다른 사람들도 그래주길 바랬다.

연인인 자경에게도 다른 모든 것보다 관심과 사랑의 넘버원 자리에 나를 놓아주길 바랬고 나 외에 다른 관심을 가진 것에 대해 다투곤 했다. 모든 관심과 이야기를 내 중심으로 해주길 바랬다. 너무나 어리고 이기적이었던 젊은 날이었다.

결혼을 하고 내가 아내에게 넘버 원으로 영원히 남으리라 잠시 착각을 했었다.

이제 난 더 이상 넘버 원이 되길 기대하지 않는다.

아내에게 넘버원은 누가 말하지 않아도 아들이 될 수 밖에 없으니까. 난 이제 우리집에서 아내에게 넘버 투 자리를 굳히기 위해 최선을 다한다.

그 자리도 결코 만만치 않아 보인다. 그래도 아내에게 넘버 투가 되기 위해 열심히 살아간다. 그리고 난 아내에게 어쩔 수 없이 넘버 투가 되었지만 아내는 나에게 있어 언제나 넘버 원이다.

아무리 아들에 대한 사랑과 관심이 크더라도 절대로 아들은 나에게서 넘버원의 자리를 차지하지 못할 것 같다. 나의 넘버 원 자리는 언제나 나의 여자친구이고, 아내인 자경이의 자리이다.

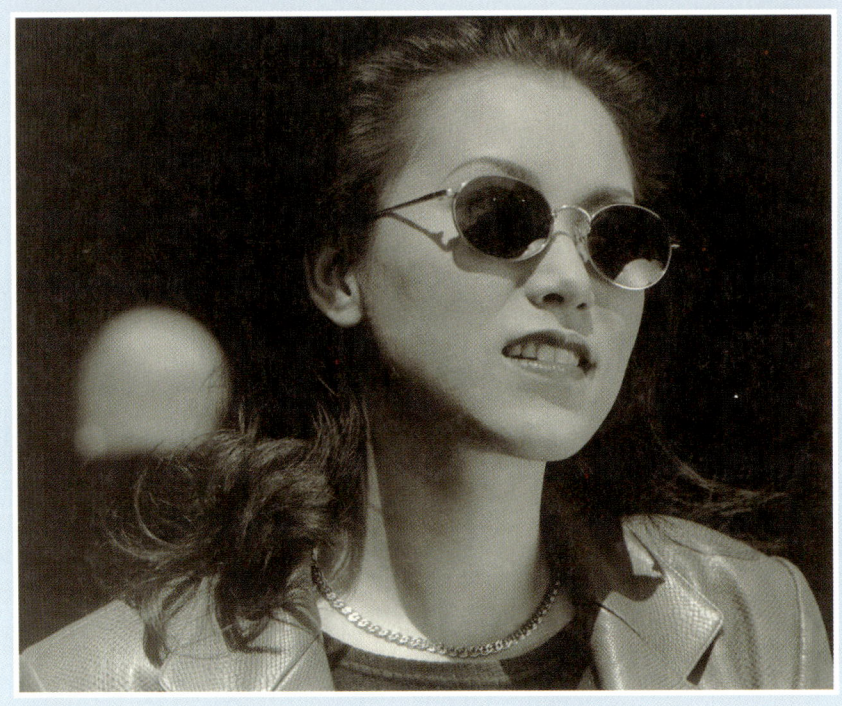

아빠의 이야기 4

오! 마이 썬, 오! 마이 라이프
(Oh! my son, oh! my life)

나의 삼십대는 한마디로 거침 없는 질주의 시간이었다.
아무도 나를 제어할 수 없었다. 나조차도.
내가 원하는 그 무엇을 향한 질주.
그 무엇이 과연 무엇이었을까? 성공으로 가는 길. 자유를 꿈꾸는 내가 자유로운 삶을 사는 것.

내가 이루고자 의지를 가지고 하나씩 이루어 나갔다. 회사에서 인정을 받고, 프로젝트를 계속 성공해 나갔고, 현상설계, 재개발, 도시설계, 영업, 관리에 이르기까지 회사가 가장 필요로 하는 인물로 성장해 나갔다.

사원부터, 대리, 과장, 팀장, 차장, 실장, 소장에 이르기까지 매년 진급을 했고, 해외 견학, 대학원 진학으로 석사 학위를 받고, 건축사 자격증 획득, 그리고 두 권의 책을 낸 작가가 되고, 대학에서 강의를 하고, 설계 사무실에서는 최고의 연봉을 받았다. 헬스를 계속 다니며 몸을 만들어 굿바디를 만들었으며, 누구 못지않게 풍부한 독서를 통해서 말하기와 브리핑, 사람을 대하는데 두각을 나타냈다.

많은 설계 사무실 뿐만 아니라 시공사, 시행사, 컨설팅 회사, 도시 설계회사, 건축사 학원에 이르기까지 다양한 곳에서 러브콜을 받으며 스카웃 제의를 받는 사람이 되었다.

회사는 내가 자유롭게 일하는 모든 여건과 무대를 펼쳐주었다.

난 어떤 일을 해도 잘 할 자신이 있었다. 회사 사장도 교수도 유명인도 부자도 어떤 것도 손만 뻗으면 다 이룰 수 있을 것 같았다.

나의 삼십대는 도전과 성취의 시간들이었다.

자기 경영의 공병호 박사는 나의 성공을 전혀 의심치 않았고, 자신보다 더 높은 위상을 떨칠 것이라 말했다. 그리고 나에게 항상 이야기 했다. "See you at the top." 정상에서 만납시다.

정상에서… 정상… 정….

그러나 나는 정상으로 가는 길목에서 모든 것을 버리고, 언어와 문화가 다른 곳에서 다시 처음부터 도전을 시작해야 할지도 모른다.

나의 가족을 위해…….

내 나이 벌써 서른 여섯. 삼십대 중반이다.

나는 그 동안 외유내강으로 살아왔다. 외형은 부드러운 이미지였지만 누구보다 강하고 냉정한 사람으로 살아왔다.

어떤 힘든 일이나 어려운 일이 있어도 별로 겁내지 않았고, 슬픈 영화나 드라마를 봐도 별 감흥을 느끼지 않았다.

주위의 불쌍한 사람들을 봐도 전혀 신경이 쓰이지 않았다.

얼굴도 포커페이스(Pokerface)로 표정의 변화도 별로 없었다. 나는 뭐든지 맘만 먹으면 할 수 있다는 강한 자신감과 내면의 냉정함으로 가득 메우고 있었기 때문이다.

나는 이렇게 인생 삼십년을 너무 어리게만 살아왔던 것 같다.

희노애락(喜怒哀樂)의 절반만을 누리고 살아왔다.

喜．樂．기쁨과 즐거움

나에게는 힘들고 어려운 시간이 너무나 적었다. 그렇기에 힘들고 슬퍼하는 사람에 대한 이해를 할 수 없었다.

나의 희락의 삼십년은 거침 없는 시간이었다. 나름대로 부유한 아버지와 자상한 어머니 아래, 경제적 어려움 없이 경제적 어려움 없는 친구들과 압구정동에서 학창시절을 보냈다.

난 어려서 태권도를 했고, 키도 컸고, 고등학교 시절에는 운동선수 (높이뛰기) 였기에 친구들과 싸우거나 트러블 없이 자랐다. 운동도 잘했고, 그림도 잘 그려 많은 상을 받았으며, 공부는 그리 잘한 편은 아니었지만 마음만 먹으면 언제든지 잘할 수 있다는 자신감이 있었다.

대학시절에도 설계의 지존이었고, 군대는 공군 장교 감독관으로 천상천하 유아독존의 시기였다.

사회에 나와서 물론 어려움도 있었고, 가끔 아픔도 있었지만 난 내 능력과 의지력으로 모든 것을 극복할 수 있다고 믿었고, 또 극복하고 이겨왔다.

나에게 세상에 극복하지 못할 문제는 없었다. 나에게는 나만의 능력이 있었고 에너지와 열정도 의지와 주변 조건도 갖추어져 있었다.

이렇게 나이 서른이 넘도록 난 아픔도 실패도 어려움도 작게 느끼며 살아왔다. 내가 그랬다. 그렇게 살아왔다.

그러던 내가 인생을 반이나 살아버리고 나서 인생의 나머지 절반의 감정을 느끼며 살아가기 시작했다.

怒. 哀. 고통과 슬픔

축복만이 나에게 가득하리라 생각했던 세상을 향해 분노하는 시간이 나에게 왔고, 애통해 하는 눈물이 내 눈에서 흐르기 시작했다. 그 변화는 나의 아들로부터 시작되었다.

중국집에서 요리를 먹고 있는데 지후가 스트레스로 가려워서 힘들어했다. 지후도 그 음식이 먹고 싶었기 때문이다. 나와 자경이는 끝까지 먹을 수가 없었다. 그 이후로 난 맛있는 요리에서 아무 맛도 느끼지 못하게 되었다. 전국의 맛있는 집을 찾아다니며 먹는 즐거움을 나의 한 부분으로 여기고 살아온 미식가인 내가 말이다.

형이 식당에서 조카에게 음식을 챙겨줄 때 아무것도 챙겨주지 못하는 나는 너무 슬프다. 그리고 부럽다. 나도 나의 아들에게 맛있는 것을 챙겨주고 싶다.

길이나 마트에서 아무 생각없는 아줌마들의 한마디. "얘, 아토피죠. 아토피 맞죠. 어떡해?" 손가락질을 하며 우리의 맘을 상하게 하고, 오랜만의 외출을 망쳐버린다. 상처 받은 아들은 한동안 정신과 치료를 받아야 했고, 아내의 상한 마음은 쉽게 아물 틈도 없이 또 다른 아줌마 "어쩌다 이렇게 되었어요?"

아들과 어린이 TV 방송을 본다. 컴퓨터 애니메이션이다. 토마토와 오이, 양배추들이 나라를 만들고 논다. 그런데 중간에 이런 이야기가 나온다.

"저 놈에게 최고의 형벌을 내려라. 저 놈을 '간질간질섬'으로 보내라. 계속되는 간질간질로 저 놈을 혼내주자."

그러니 모든 야채와 과일들이 두려움에 화들짝 놀란다.

"그 무시무시하다는 간질간질섬으로 보낸단 말이지…"

그리고는 그 섬에서 귀신같은 놈이 깃털을 가지고 나와서 유배간 야채를 간지럽히고 있다. 간질간질섬. 그 무섭다는 그 섬에 나의 아들 지후가 유배되어 있다.

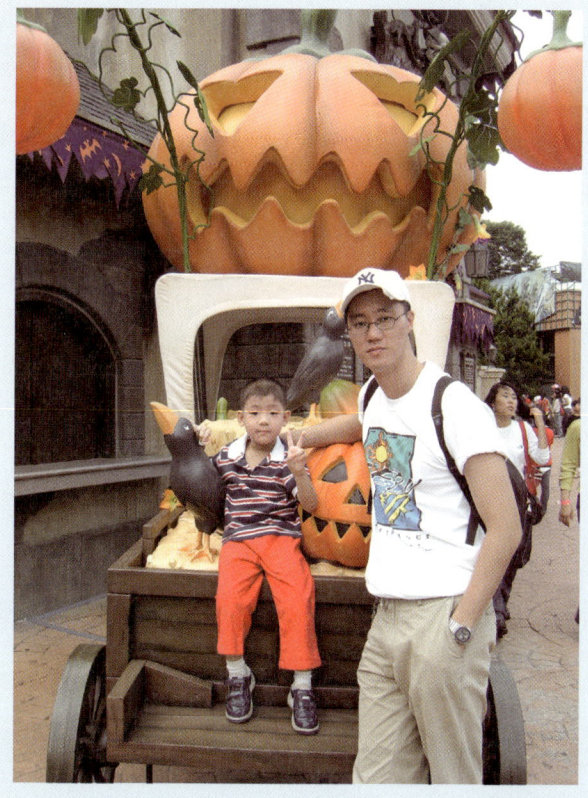

지후와 놀이공원에서

21 세기 공해병이라고 하는 아토피가 심하다.

요즈음 아이들 대부분이 아토피를 가지고 있다지만 지후는 좀 심하다. 먹을 수 있는 음식보다 못 먹는 음식이 훨씬 많고, 조금만 환경이 안 좋아져도 가려움에 온몸을 긁어 피투성이가 되곤 한다. 그런 아들과 돌보는 아내를 바라보며 아무것도 할 수 없는 내 모습에 나는 한없이 무력함을 느낀다. 길을 가다 그 아픔을 생각하고 눈에 눈물이 고이기도 하고 어

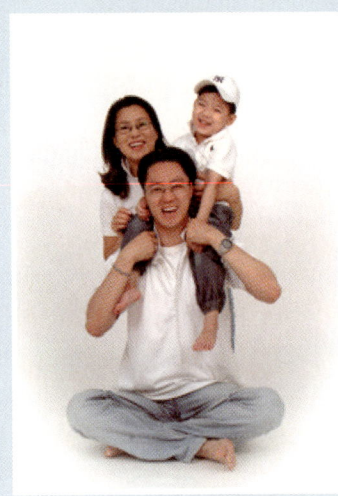

떤 날은 너무 가슴이 아프고 서러워서 자다가 통곡을 하고 울기도 한다.

처음에는 세상을 향해 분노하고 짜증을 냈다. 왜 이렇게 환경을 엉망으로 만들어서 이런 지난 몇 년 전에는 알지도 못하는 단어였던 아토피가 나를 괴롭히는지. 왜 하필 우리 가족의 우리 아들이 아토피여야 하는지. 온갖 사람들을 향해 분노했다.

그리고 우리가 아토피를 잘 몰랐을 때, 아는 분이 운영하는 식당에서 주인아주머니가 지후에게 콩를 먹으라고 준 적이 있었다. 아토피에 별로 안 좋은 음식이라 우리가 먹이지 말라고 그렇게 말렸는데 잘 모르는 그 분은 괜찮다고 억지로 먹였었다. 그날 지후가 심해졌는데 그것 때문에 더 심해진 것이 아닌가 하는 분노가 몇 년을 갔고 아직도 완전히 없어지지 않았다.

백화점을 가도 잘 모르는 사람이 지후에 대해 쓸데없는 이야기를 하면 나는 분노하곤 했다. 내가 분노하는 이유는, 완벽하고 행복한 우리 가정에 지후의 아토피는 인정하기 싫은 것이었기 때문이었다.

그리고 나에게 다가온 감정은 애통함이었다.

너무나도 일상적인 일들이 우리 집에서는 아주 특별한 일이 되어버렸다. 가족이 어디 가서 같이 먹고 마시며 즐거워하지 못한다.

밤이 되면 편안하게 온가족이 온 밤을 아무 일 없이 잠자는 일상사도 우리에겐 아주 부러운 일이 되어버린다.

더구나 나는 너무나 바빠서 아들과 아내와 함께 하는 시간이 너무나 적은 나쁜 아빠이다.

지후가 다섯 살 때 어느 주일, 지후가 유치부에 들어가지 않으려고 고집을 피워서 나와 둘이서 로비에서 예배 시간을 보냈다. 그때 나는 한달 동안 현상설계를 하느라 집에 들어간 날은 4일 뿐. 그중 아들을 본 날은 두 번 밖에 없었다. 고집 피우는 아들을 혼내고 아내는 예배에 들어가고 나와 둘이 남았다.

"지후야 왜 들어가기 싫었어?"

"아빠랑 같이 있으려고… "

할 말이 없었다.

한참 있다가 "지후야, 지후는 지금까지 살면서 언제가 제일 기분 좋고 행복했었어?"

지후는 한참을 생각하다가

"아빠랑 블록가지고 놀 때!"

나는 다시 한번 가슴이 무너지는 듯했다.

다섯 살짜리 아들과 내가 블록 놀이를 한 것은 그 아이의 다섯살 인생을 통틀어 다섯 번을 넘지 않을 것이다. 그나마 나와 마지막으로 블록 놀이를 한 것은 아마도 일 년도 더 되었을 텐데. 그날 밤 나는 지후와 오랜만에 블록 놀이를 했다.

이렇게 난 슬픔과 아픔을 알아가기 시작했다.

그러나 그러한 시간 속에 나와 아내는 장애인들과 그들의 가족의 심정을 이해하게 되었다.

그저 자연스럽게, 아는 척하지 않는 것이 최고라는 것을. 걱정하는 척 하는 것은 아무 도움도 되지 않고 상처만 남긴다는 것을.

전신 화상을 입은 <지선아 사랑해>의 지선씨가 일본에 갔을 때 그렇게 편했다고. 그리고 우리나라에서 얼마나 불편했는지 그 경험담을 이야기 할 때는 느끼지 못한 기분을 알게 되었다.

나는 항상 우월했고, 사람들에게 좋게 비추어졌다. 그리고 그렇지 못한 사람들의 기분이나 마음을 생각하지 못했다. 키작은 사람 앞에서 키 이야기를 하고, 외모에 컴플렉스 있는 사람과 이야기 할 때, 조심하지 않고, 컴플렉스 있는 것을 이상하게 생각하던 나를 돌아보게 되었다.

나의 아들로 인해 철이 들어간다. 아주 가슴 아프고 힘들게.

병원에 아들이 내성치료를 위해 열흘간 입원해 있는 동안, 가보지도 못하고 프로젝트를 수행해야 했고, 또 아내는 그런 나를 이해한다.

남들보다는 조금 늦게. 서른이 넘은 나이에. 그리고 난 변화하기 시작했다. 이 변화는 나를 부드럽게 만들었다. 신입 직원의 농담에 내 얼굴이 빨개지기도 하고, 드라마를 보며 감정에 겨워 눈물이 흐르기도 한다. 노래 가사를 듣다가 눈물에 겨울 때도 있고, 주변에 어려운 사람들을 보고 마음이 아프고 어떻게 도와줄까 고민한다.

나에게 모든 기준을 맞추어 나와 다른 관점과 능력을 이해하지 못했었다. 그러나 이제는 능력이 없으나 하려는 마음이 있는 친구도 이해하고 끌고 간다. 내가 세상에서 얼마나 보잘것 없고 아무것도 아닌 존재임을 느끼며 산다. 즐거움과 기쁨만으로도 이 인생이 이렇게 시간이 없는데…

난 젊어서 여행과 운동 책과 영화 건축 나를 둘러싼 모든 즐거움 안에서 기쁘고 즐거운 나날을 보냈다. 평생 이런 날들이 되길 바랬고 당연히 그러리라 생각했다.

그러나 하나님은 한번 밖에 없는 인생을 절반으로 살기 바라지 않으셨나보다. 남의 아픔과 애통함도 같이 공감하며 측은지심과 애절함을 느끼며 완벽한 인생의 삶이 되길 바라셨나보다.

나의 아들을 통해. 그러나 나의 아들은 그 나름의 인생을 통해 의미와 가치와 뜻하신 바가 반드시 있으리라 나는 확신한다.

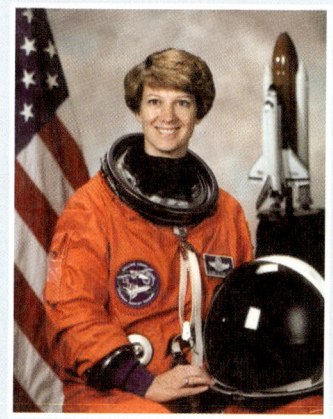

에일린 콜린스

에일린 콜린스가 말했다. 컬럼비아호 대참사를 겪으면서 동료를 잃어지만 우주선의 최초의 여성 선장이 된 그녀는 우리 가슴에 와닿는 말을 했다.

"고난은 우리를 더욱 영리하게 하고, 더욱 겸손하게 하며, 우리는 더욱 강해져야 했다."

나와 아내는 지후가 아프다는 이 고난을 통해 그녀의 말을 떠올린다. 아내는 아들로 인해 더욱 영리해져야 했다.

나의 친구 깜보 정욱은 알코올 알레르기로 결혼 전 단 한번 맥주 한컵을 마신 것 때문에 죽었다.

지후도 계란이나 못 먹는 음식을 실수로 먹으면 쇼크나 호흡 곤란으로 아주 위험해질 수 있다. 죽을 수도 있다. 그래서 자경이는 작은 실수도 용납하지 않는 우주비행 팀처럼, 작은 실수가 컬럼비아호 대참사를 가져

온 것처럼 실수를 하지 않기 위해 영리해져야 했다. 영리하게 식단을 짜고 환경을 관리해야 한다. 온갖 기계를 동원해 지후 전용 환경과 음식을 만들어주어야 하고, 외출을 할 때는 보습제와 음식 등 어느 것도 무심하게 놓치면 안되는 영리한 엄마가 되어야 했다.

아들에게 역시 작은 실수가 큰 아픔을 줄 수 있으므로…

그리고 우리는 아들로 인해 더욱 겸손해졌다. 만일 아들이 없었더라면 내가 인생의 희노애락 중 노와 애를 알게 되었을까 하는 생각을 한다. 나는 즐거움과 기쁨만을 느끼며 살아왔고, 절대 내가 하기 싫은 것은 하지 않으며 살아왔다. 그런 내가 겸손해졌다.

인간의 힘으로 할 수 없는 일이 너무나 많음을. 내가 나의 의지로 할 수 있는 것이 너무나 미약함을 알아감으로 나는 더욱 겸손해지지 않을 수 없었다.

그리고 나와 아내 모두 더욱 강해져야 했다.

아내는 아프지 않고 계속 아들을 챙겨야했고, 아들을 데리고 혼자서 지후에게 가장 맞는 환경을 찾아다녀야 했다.

처음엔 잠실에서 분당으로 왔다. 공기 좋고 환경이 좋은 곳을 찾아, 그리고 강원도로 제주도로 좋은 환경을 찾아 돌아다녔다.

그리고 외국으로 돌아다니기 시작했다. 호주에 가서 두 달을 지내다 오고, 캐나다에 가서 두 달간 지내다 오고 아들에게 가장 좋은 환경을 찾아 전국과 전 세계를 돌아다닐 정도로 강해져야 했다.

그리고 나는 그 많은 치료비와 여행경비를 부담되지 않고 해주어야 하기 때문에 더욱 돈을 많이 벌어야 했다. 나도 더욱 강해져야 했다. 나는 돈이 많은 부자가 되어야 했다. 그래서 게으른 내가 할 수 있는 모든 것을 아주 부지런히 했다.

나만 알던 이기적이던 내가 가족을 알게 되었고, 기쁨과 즐거움만 알던 내가 분노와 슬픔을 알게 되었다. 아들로 인해 알게 된 세상이 감정이 나의 눈과 생각을 더 넓고 높게 해주었다.

다른 사람을 긍휼히 생각할 수 있게 되었다.

언제가 될지 모르지만 나는 지금 나의 질주를 멈출 준비를 하고 있다.
나이가 들어 내가 원하는 것은 두가지 밖에 없게 되었다.
내가 좋아하고 원하는 건축을 하는 것. 그리고 사랑하는 가족과 같이 행복을 나누며 사는 것. 그러나 내가 좋아하는 건축을 계속하려면 가족과 떨어져 살아야 하고, 가족과 함께 살려면 건축을 나의 질주를 멈추어야 한다. 앞으로 나의 인생이 어떻게 될지 나도 모른다. 어떤 길이 되든 새로운 제2의 인생을 준비하려 한다.

내가 가속도가 붙은 나의 질주를 언제 어떻게 제동을 걸 수 있을지 모른다. 그리고 내가 펼쳐야 할 두 번째 인생이 어떻게 펼쳐질지도 모른다. 그러나 지금까지 그랬던 것처럼 하나님이 앞으로의 나의 삶도 이미 예비해 놓으셨으리라 믿는다.

그리고 왜 나의 삶의 길을 바꾸려 하시는지 깨닫게 되길 바란다. 아니 어쩌면 이미 나의 길은 앞으로 펼쳐질 길에 포커스가 맞추어져 있고, 지금까지의 길이 준비의 시간이었을지도 모른다.

세 살 난 어린아이의 죽음

　아토피 환자인 세 살 난 아이가 무속인에게 식초치료를 받다가 패혈증으로 숨진 기사를 접했다.

　아토피 아이를 둔 부모로서 그 부모의 가슴 아픈 심정을 이해하며, 또 고통 속에서 죽어갔을 그 세 살 난 아이가 가여워 눈물이 났다. 마땅한 치료법도 없고 비용도 많이 드는 아토피의 치료. 긴 시간을 고통 속에서 보내야만 하는 그 아픔이 전해져왔다.
　아토피아 사이트에는 그 사건에 가슴 아파하는 엄마들의 눈물이 이어졌다.

　그럼에도 내 사랑스런 아이 지후를 지금까지 치료할 수 있었던 여건에 감사한다. 그리고 이제 조금씩 끝이 보여지기에 또한 감사한다.

　우울한 날이다…
　부디 그 아이가 하늘나라에 갈 수 있다면…

아토피아사이트 엄마들의 반응

뉴스보고 한참 멍해지더군요 아이얼굴 함 보고 울고, 보도내용 보고 울고, 답이 없어요 오늘은 가슴이 한참 아릴 것 같아요.

자식이 죽으라고 그랬겠어요. 살려보고자 했는데… 잘못된 믿음으로 가엾은 한 생명만 잃었군요..

오죽했으면 거기 매달렸을까 싶어요. 애가 얼마나 아팠을까요. 그들 모두 너무 가엽네요. 너무 안타깝고…

너무 가슴이 아파 눈물이 나오는군요. 정말 지푸라기라도 잡고 싶었던 부모의 심정이 너무나 이해가 갑니다. 자식을 그렇게 보내고 그 부모는 또 어떻게 앞날을 살아갈 수가 있을까요. 아무도 그들에게 돌을 던질 수는 없을 것 같습니다. 부모의 마음은 똑같을 테니까요. 안타깝네요.

속은 부모도 어리석지만, 애를 고쳐보겠다는 부모마음을 악용한 무속인이 정말 나쁩니다 정말… 얼마나 고통스러웠을까요… 죽음으로 내몰 만큼, 그 아이의 극심한 고통이 결국 이렇게 될 줄 부모도 상상치 못했겠지요. 그저 좋아지기만을 바라고 참지 않았을까… 아이의 명복을 빕니다….

그 부모도 죽일려고 했겠습니까? 살리려고 낫게 해보려고 했겠지요. 정말 어디까지 갈 건지 무섭습니다. 정말 아이의 명복을 빕니다.

저도 울었습니다. 부모도, 자식도 너무 가엾고 지금 부모 마음은 어떨까요? 아토피를 둔 부모라면 입찬 소리 못할껍니다. 그 어떤 것도 해서 자식이 좋아진다면 안 할 부모가 어디 있을까… 자식이 고통 받지 않고 사람들에게 손가락질 안받으며 살 수 있다면 어떤 것을 안할까 .. 아기의 명복을 빌며…

저도 그 뉴스를 보고 한동안 멍해졌었습니다. 그리곤 우리 아이얼굴을 쳐다봤죠. 눈물이 나더군요. 우리 딸도 너무 심해서 정말 안해본 게 없을 정도로 힘든 시간을 지나 지금은 정말 많이 좋아진 상태거든요. 3살이면 우리 딸과 동갑인데 식초를 상처에 바르면서 얼마나 따갑고 아팠을지… 제발 다음 세상에는 예쁜 피부로 태어나서 이런 고통 없이 살 수 있길 빌었습니다…

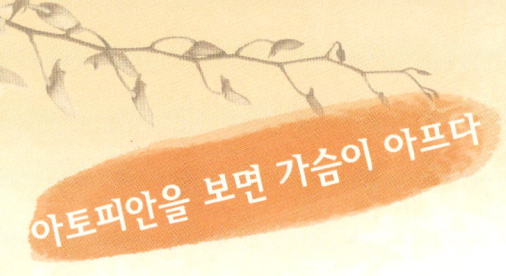

아토피안을 보면 가슴이 아프다

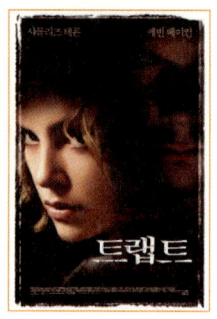

샤를리즈 테즈와 케빈 베이컨이 나온 <트랩트>란 영화를 본적이 있다. 영화의 내용은 샤를리즈 테즈의 딸을 납치범들이 납치해가고 부모에게 몸값을 요구하는 영화이다. 그런데 이 영화에서 중요한 포인트는 그 딸이 희귀병을 앓고 있다는 사실이다. 그 아이는 먼지가 많은 곳에 가면 견딜 수가 없고 시간에 맞추어 약을 먹고 주사를 맞아야 살아갈 수 있는 아이였다. 납치범은 허름하고 지저분한 집으로 아이를 데리고 가서 부모와 협상을 한다. 인질범들이 추워하는 아이에게 덮어주려 더러운 담요를 털 때 하얗게 나오는 먼지들. 그 먼지가 아이를 죽일 수도 있는데… 우리 부부는 그 장면을 남의 이야기처럼 객관적으로 볼 수가 없었다. 결국 지혜롭고 용감한 부부가 인질범을 이기고 아이를 구한다.

문득 지후와 함께 백화점에서 겪었던 아픈 기억이 떠올랐다. 친구들과 뛰어놀던 지후. 다른 아이들은 다 돌아왔는데 지후 모습만 보이질 않았다. 부지런히 찾아보았지만 지후의 모습은 여전히 보이질 않았다. 에스컬레이터를 탔을까 엘리베이터를 탔을까… 아니면…
 난 갑자기 꿈을 꾸는 것 같았다. 아니야 현실이 아닐거야…

하지만 그건 현실이었고 난 지후를 잃어버린걸 알았다.

같이 간 엄마들과 열심히 찾으며 혹시 몰라 아래층으로 가는 에스컬레이터를 탔다. 그 순간 내 머릿속에 떠오른 것은 '지후는 아토피인데… 여기서 지후를 못 찾는다면… 그래서 지후가 누군가의 손에서 보살핌을 받아야 한다면… 고아원에 가야한다면…'

가슴이 타들어갔다. 아무거나 먹여서 온통 가려움에 고통스러워할 지후 모습이 머릿속에서 지워지지 않아 견딜 수가 없었다.

그 때 방송이 들려왔다. 고객상담실에서 우리 지후를 데리고 있다는 방송이었다. 정신없이 찾은 고객상담실에서 지후는 울지도 않고 직원의 팔에 안겨있었다.

지후가 뛰어가다가 열려진 엘리베이터에 타버린 것이다. 어린아이 혼자 탄 걸 본 한 엄마가 바로 고객상담실로 지후를 데리고 간 걸 알게 되었다. 정말 다행이고 다행이었다.

난 그때 하나님께 지후가 아토피 환자인 것을 원망했던 내 모습을 회개하고 내가 지후를 보살필 수 있게 해주신 것에 대해 감사했다. 내가 보살필 수 없을 때의 지후는 상상하기도 싫을 만큼 괴로웠다.

그 때 난 또 다른 눈을 갖게 되었다.

보살핌을 받지 못하는 저소득층과 고아 어린이들을 보게 되었다.

그들의 고통이 눈에 보이는 듯했다.

그리고 아토피를 겪으며 그 가족들의 아픔을 보게 되었다. 아이를 치료할 길이 없어 고통스러운 광경을 바라볼 수밖에 없었넌 엄마들의 절규를 보았고, 임신을 해서는 치료받지 못하고 모성애로 그 고통을 견디는 임산부 아토피환자도 있었다.

아토피로 인해 유산의 아픔을 경험한 엄마도 있었고, 군대에 가서는 관리 받지도 못하고 극심한 고통을 그저 견뎌야만 하는 청년들이 있었다. 그리고 그런 아들 걱정에 밤잠 못자는 엄마들이 있었다. 군대에 진드기 방지용 침구라도 가지고 가서 사용하게 해달라고 간절히 원하는 청년의 근심이 비단 남의 일만은 아니라고 생각되었다.

학교를 휴학해야하고 회사를 그만 두어야 하고 결혼을 심각하게 고민해야하는 많은 청소년, 성인 아토피환자들도 있었다. 스테로이드의 위험을 제발 알려달라고, 그래서 다른 사람들만이라도 그 위험에 노출되지 않게 해달라고 부탁하는 사람들도 있었다. 삶을 체념하고 자살을 생각하는, 정상적인 삶을 살 수 없는 많은 아토피 환자들이 있었다. 부도덕한 일부 의료진의 진료로 아이의 눈이 실명의 위기에 처한 엄마의 가슴 아픔도 있었다.

사회 속에서의 따가운 시선으로 인해 외출을 거부하고 집에만 머물 수밖에 없는 많은 아토피환자들, 그리고 그 가족들이 우울증으로 심각한 마음의 상처를 받고 있었다.

내가 겪었던 5년이라는 시간의 고통은 이루 말할 수도 없었다. 그래서 나는 나의 고통스러웠던 경험이 언젠가 꼭 그들을 위해 쓰임 받고 싶었다.

국정감사에 참고인으로 가다

어느 날 병원 의사 선생님으로부터 민노당에서 아토피관련 법안을 마련하려는데, 아토피에 관하여 잘 모르고 있으니 그 실상을 가서 얘기 좀 하라는 제안을 받았다.

그 당시까지 아이를 놓고 어딜 간다는 건 꿈같은 일이었는데 마침 친정어머니도 와계시고 해서 큰 맘을 먹었다. 정치권에서 아토피에 관심을 가져준다는 건 지금까지의 일로 보아서 환영할 만한 일이 분명했다.

나는 세미나에 가기 전 8장 분량으로 내가 그간 느낀 현실을 정리해 보았다. 그리고 민노당에 그 원고를 주고 왔다. 얼마 후 민노당으로부터 단병호 의원이 국정감사에서 아토피를 다루려는데 참고인으로 아토피에 관한 실상을 얘기해달라는 전화가 왔다. 조금 망설였지만 나에게 주어진 일이기에 기꺼이 해야 한다는 생각이 들었다.

2~3일을 국정감사에서 그 짧은 7~8분 동안 어떻게 잘 말할지를 고민하였다. 그런데 단병호 의원은 의원에게 주어진 15분을 모두 허락해주었다. 나는 국정감사장에서의 그 냉랭한 반응에 잠시 말을 더듬기도 했다. 뜻밖의 반응이었다. 차가운 벽을 느꼈다.

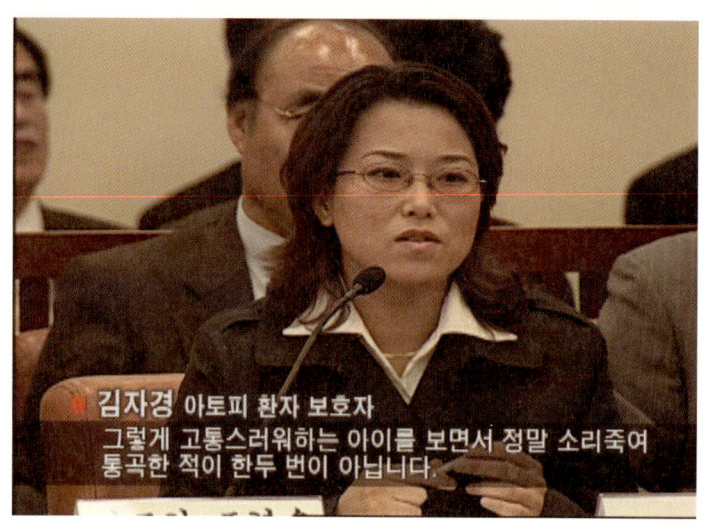
김자경 아토피 환자 보호자
그렇게 고통스러워하는 아이를 보면서 정말 소리죽여 통곡한 적이 한두 번이 아닙니다.

지나가는 사람까지도 그 현실을 들으면 심각하게 관심을 갖는 이때에 정작 국정감사실의 국회의원들은 자신의 질의서에만 온 관심을 집중하고 있었고 당연히 아무런 질문도 없었다. 더구나 국정감사실을 나오는데 시종 내게 눈 마주치며 미소를 보내던 한 여자 국회의원이 따라 나와 나를 불렀다. 왜 여기에 와서 이야기를 하냐고 의료보험 혜택은 보건복지부에서 해야지 여기서 그 얘기해봐야 아무것도 해줄 것이 없다며 타이르듯 말했다.

또 아토피가 환경문제라면 같은 환경 아래 사는 사람은 다 아토피여야지 왜 소수만 아토피냐는 말도 안 되는 이론을 펼쳐놓았다. 더구나 아토피는 엄마 태중에서 생긴 문제라며 이민을 갈 게 아니라 아토피 엄마들끼리 정보를 주고 받으며 치료를 하라고 말을 했다.

내 속에서는 '아토피 아이 한명 키워보시면 과연 그런 말씀이 나올까요' 하는 메아리가 쳤지만 난 언젠가부터 그 말이 얼마나 무서운 말인지를 알아버렸다. 아무리 미운사람에게도 하고 싶지 않을 만큼 얼마나 무서운 말인지 말이다. 난 그 여자분이 어떤 출신인지를 익히 알고 있었던 터라 그 황당한 의견에 더 아연실색할 수밖에 없었다.

내 가슴에 안타까운 화가 치밀었다. 과연 이것이 국가가 아토피에 대해 가지고 있는 태도가 아닌가 하는 생각에까지 이르니 그 씁쓸함이 이를 데 없었다. 아토피는 이제 소수의 문제가 아니며, 국가가 나서서 연구를 지원하고 아토피환자들을 보살펴야한다는 것을 왜 알지 못하는지 답답했다.

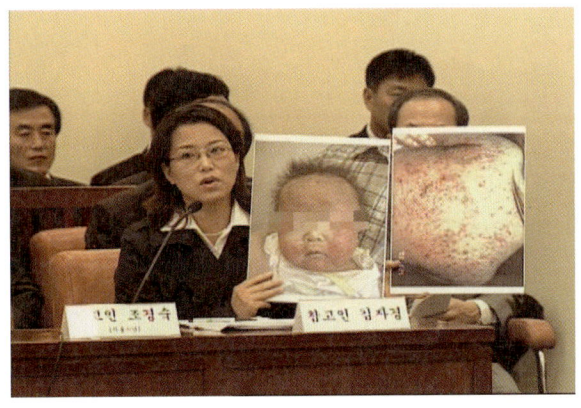

현재 아토피 환자가 어느 정도 심각한 상황 속에 처해있는지, 원인이 무엇인지, 연구가 어느 정도 진행되어 있는지조차 파악하지 못하고 뒷짐만 지고 있는 국가에게 그래도 조금의 기대를 하고 싶다.

왜냐하면 25%의 아토피 환자가족은 바로 국민이며 국가는 그들을 보호해야 할 의무가 있기 때문이다. 국민이 어떤 것이 필요한지 세심히 살피시라고 국회의원으로 뽑아드렸다는 것을 다시 한번 인식해주시길 바랄 뿐이다.

방송을 준비하며 만난 사람들

　　국정감사장으로 가는 길에 전화가 왔다. 문화일보 정희정기자였다. 민노당에 제출했던 내 원고를 보고 너무 가슴이 아파 눈물이 났다며 그 이야기를 신문에 싣고 싶다고 했다. 그렇게 시작된 나의 하루가 갑자기 당황스러워졌다. 마치 문을 열고 밖으로 나가니 어제와 다른 새로운 세상이 된 것처럼…

　　국정감사를 끝내고 집에 온 후 인터넷을 통해 벌써 그 기사가 나간걸 알게 되었다. 여기저기 400~500 개의 리플이 달리고 갑자기 전화가 오기 시작했다. 그 날 저녁만도 두 군데 라디오 시사프로에서 전화인터뷰를 했고 다음날 아침 또 전화 인터뷰를 했다. 국정감사를 하고 온 날 새벽에 MBC PD 수첩으로부터 온 문자메시지를 보게 되었다. 산 밑에 사는 우리 집에서는 그다지 비싸지 않은 내 핸드폰이 잘 터지질 않는다. 집에 있는 동안 본의 아니게 잠잠한 내 핸드폰은 집밖으로만 나가면 연달아 울리곤 했다. 사실 인터넷에서 네티즌들의 이민에 대한 감정적 발언들이 나의 맘을 그다지 편치 않게 한 것이 사실이었다.

내 5년의 아픔이 어찌 몇 줄 기사에 녹아 있을까마는 쉽게 판단하는 익명의 글들이 그리 편하게 다가오지는 않았던 터에 파장이 큰 방송촬영은 부담스럽기 그지없었다. 처음엔 조심스레 거절을 했지만 결국 난 PD분을 만나게 되었다.

이틀간의 고민 끝에 나와 남편은 우리가 아토피환자들을 위해 해야 하는 일이라면 조금 마음이 불편하더라도 해야 할 것 같다고 결론을 내렸다.

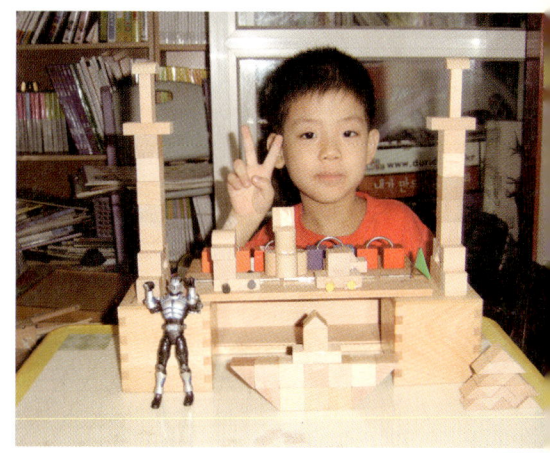

따뜻한 햇살이 내려오는 공원에서 김현기 PD는 나와의 만남 첫 날부터 내 맘을 참 편하게 해주었다. 내가 겪은 5년의 시간을 김현기 PD에게 이야기하기 시작했다. 인터뷰도 아니었는데 무려 두시간이 넘도록 내 긴 이야기를 묵묵히 들어주었고 난 어느새 내 서러웠던 시간이 녹아지는 걸 느꼈다.

결국 아토피는 악화되어 있었지만 다행히도 촬영을 즐거워하는 지후와 함께 이른 아침부터 PD수첩의 힘겨운 촬영이 시작됐다. 지후의 도시락을 싸고 유치원을 가는 모습, 유치원에서 지내는 모습은 어렵사리 촬영을 마쳤다. 면역글로블린 주사를 맞는 모습을 찍기 위해 지후의 병원이 있는 압구정동으로 향했다. 멀미를 하는 내가 자동차 앞자리에 앉게 되어, 지후는 김현기 PD 옆에 앉았다. 차창으로 들어오는 햇빛이 염려스러웠던 내 표정을 보고 지후에게 향한 햇빛을 손으로 가려주고 지후와 이야기해주고. 피곤한 모습임에도 지후를 편하게 해주어 고마웠다.

그 날 병원에서는 지후가 면역글로블린을 맞아야했다. 그런데 지후 상태가 갑자기 악화되어서 손이 온통 아토피로 두꺼워진 탓에 혈관을 찾기가 어려웠다.

밖에 잡지사 두 팀이 와있고 PD 수첩 촬영팀이 있고 혈관은 안 잡히고, 지후는 극심한 스트레스 상태가 되어 1시간 반동안 울음바다였다. 회유도 하고 협박도 하고 장난감으로 달래보기도 했지만 지후는 예전과는 달리 막무가내였다.

"지후야 도대체 왜 그러는거야 한 두번 맞는 것도 아니고 오늘 왜 그러는데?"

"엄마 무서워…"

지후는 두려워하고 있었다.

나는 순간 무너졌다. 늘 맞아야 하는 주사라서 속으로는 안쓰러워도 늘 모질게 지후를 대했다. 그런데 잘 참곤하던 지후의 입에서 5년만에 처음으로 나온 무섭다는 말이 순간 나를 무너뜨렸다. 이러면 안되는데… 울음이 나와 버렸다. 멈추질 않았다.

결국 지후는 스트레스로 얼굴이 더 악화 되고 주사는 포기했다.

밖으로 나와 잡지사 두 팀과 인터뷰를 해야 하는데 나는 이미 정상적인 컨디션이 아니었다. 거의 탈진을 해버렸다.

그렇잖아도 이어지는 인터뷰와 촬영으로 나는 거의 매일 설사를 하고 밥을 입에 대기도 힘들 정도였다. 지후 하나만 건사하기에도 벅찬 내 삶이 갑자기 복잡해지고 신경 쓸 일이 많아진데다가 그만큼 내게 있어 그 한주는 긴장의 연속이었다. 기다리던 기자분들께 너무 죄송했지만 어떻게 인터뷰를 했는지도 모르게 집으로 돌아왔다. 그날 저녁

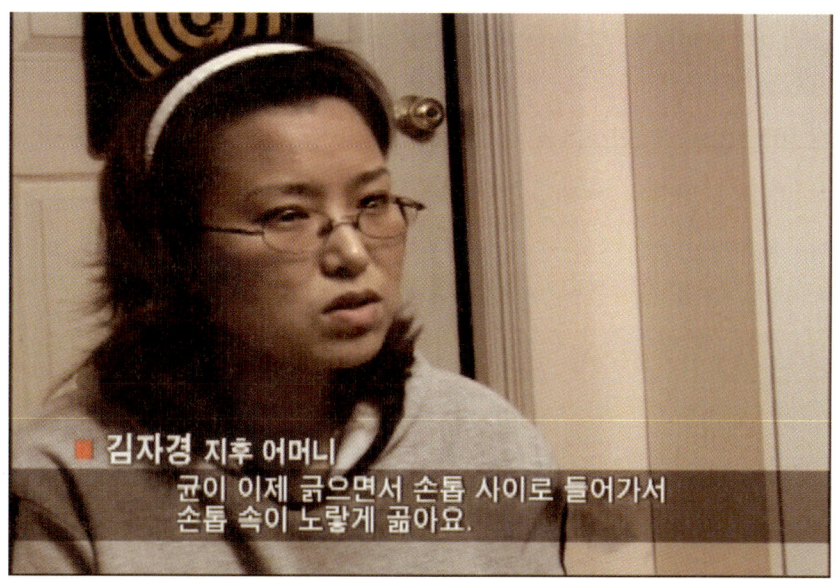

PD 수첩 인터뷰를 했어야 했는데, 김현기 PD는 나를 배려해 다음 날로 미루어주었다.

난 잠시 누워야만 했다. 그대로 있을 수가 없었다. 내가 누운 1시간동안 촬영팀이 지후와 카드놀이를 했는지 지후는 김현기 PD를 카드놀이 해준 아저씨로 기억한다. 간신히 지친 지후를 재우고, 난 촬영팀에게 이부자리도 못 챙겨주고 잠이 들어버렸다. 새벽내내 지후가 깰 때마다 촬영을 하느라 밤을 세운 김현기 PD는 소파에서 불편한 잠을 자고 있었다.

싸늘한 아침 공기에 그제서야 내가 너무 지친 탓에 간밤에 이부자리도 못 챙겨주고 거실 온도도 못 올린 걸 알았다. 얇은 이불을 덮어드리며 미안한 마음이 이를 데 없었다.

우리집에 온 손님인데 혹여 감기라도 걸리면 어쩌나.

오히려 내가 불편할까 배려해주는 촬영팀에게 해드린 것도 없이 너무 죄송했다. 그렇게 나를 불편하지 않게 해준 촬영이 끝나고도 내 맘에는 여전히 죄송스런 마음이 가득하다. 촬영이 끝난 후에도 여러 아토피안들이 마음에 상처를 받지않을까 하는 우려 때문에 난 여러번 PD 분께 정말 그들의 목소리를 담아 잘 만들어 달라고 부탁을 하곤 했다. 방송이 끝나고 그래도 예전 다른 방송과는 다른 모습에 많은 아토피 환자들의 마음이 덜 상한걸 느꼈다.

점점 알아갈수록 복잡한 아토피에 얽힌 문제점들을 하나하나 잘 짚어가며 1시간으로는 모자란 그 이야기들을 방송으로 잘 만들어주었다. 아쉬움이 남지만 그래도 많은 사람들에게 아토피에 대한 경고를 알려주기에 좋았다는 생각이 들었다. 아토피환자들의 목소리를 최대한 담으려 노력했다는 김현기 PD 의 말대로 나는 그 노력을 충분히 엿볼 수 있었다. 그리고 언젠가 다 담지 못한 아토피에 대한 많은 이야기들을 더 담아주길 기대해본다.

또 내가 만난 KBS 세상의 아침 이고주 PD 는 짧은 5 분이라는 시간에 아토피를 담아야 했다. 짧은 시간에 담기에는 심히 복잡한 문제인지라 나는 많이 우려했고, 나의 이야기들을 다 들어준 이고주 PD 역시 고민스러워지기 시작했다.

처음의 컨셉을 뒤로하고 새로운 방향을 고민해나가기 시작했다. 새벽 1시까지 계속된 촬영으로도 아쉬워, 며칠 후 다시 우리집을 찾았다.

이고주 PD 역시 나를 불편하지 않게 해주려는 배려가 몸에 배어있었다. 얼마나 고민하며 5 분에 이야기를 담았는지 느낄 수 있었다. 알차게 5 분을 채운 방송이 끝나자마자 내게 전화를 걸어 염려하는 모습에 나는 감사함으로 화답을 했다.

그 외에도 만난 많은 기자분들, 모두 가슴으로 만날 수 있었고 그렇게 기억되었다. 본의 아니게 더 좋은 결과를 위해 촬영을 거절했던 몇몇 프로그램의 작가분들께도 죄송함을 전하게 되었지만 나는 늘 사람의 만남을 소중하게 생각한다.
 짧게 스치고 지나는 만남 속에서도 진주 같은 보석을 찾곤 한다.
 세상에서 만난 모든 사람은 내 스승이 될 수 있다는 생각을 늘 해왔다. 그래서 만남은 늘 소중하고 진실해야 한다고 생각한다.
 PD분들과 기자분들을 만나면서 나는 이런 좋은 만남을 가진 것에 깊은 감사를 느낀다. 나는 그분들께 짧은 순간임에도 진실했고, 부족했지만 내 마음을 다해서 최선을 다했다.
 그리고 그분들 역시 나의 목소리를 담으려 최선을 다했음을 안다.

언제 어디서 다시 만날지 알 수 없는 인연이지만 좋은 인연이었기에 미소를 짓는다.
 우리 지후를 키우며 또 다시 좋은 만남의 보너스를 받는다.
 지후는 늘 내게 보너스를 주는 천사인가보다.

같은 마음의 사람들

　PD 수첩 촬영을 앞두고 나는 이번 기회에 보다 더 아토피환자들의 삶을 제대로 보여주어야 한다고 생각했다. 그동안 사실상 매스컴에서 다뤄온 아토피는, 보여주기에 불과했다고 많은 아토피환자들은 실망하고 있었다. 자신의 힘든 모습을 매스컴에 보이는 일 역시 쉽지 않은 일임에도 불구하고 용기를 내어 촬영을 하지만 정작 자신이 하고 싶었던 말들은 다 잘려지고 보이기 싫은 모습만이 나오는 경우도 많았다.

　아무도 그 방송을 오랫동안 기억하지 않았고 국가도 아무 관심을 보여주지 않았다. 방송은 했지만 여전히 변한 것은 없었다. 우리는 연속되는 실망에 마음의 문을 닫아버렸다. 하지만 다시 한번 노력해보기로 했다. 긴 시간 이야기들을 하고 아토피가 한 개인의 일이 아님을, 우리 누구나 겪을 수 있는 심각한 경고임을 알려야 한다고 생각했다.

　그런 와중에 지후와 함께 치료를 받던 경호 엄마가 생각이 났다.
　전화를 통해 들려온 반가운 목소리. 경호 엄마는 내 기사를 보았다며 그렇잖아도 다른 엄마들이 도울 일이 없겠냐며 연락이 왔더라는 이야기를 들려주었다. 온통 진물이 흘러 머리카락까지 다 빠졌던 아기를 안고 수지에서 버스를 타고 다니던 엄마. 무릎 뒤가 온통 찢어져서 걸을 수가 없어 큰 아이를 업고서 천호동에서 지하철을 타고 힘겹게 병원문을 들어서던 엄마의 모습이 선하기만 한데 그 아이들이 이제는 그 고통에서 벗어나 있다는 소식이 내 아이 나은 것만큼이나 기뻤다. 같이 치료받으러 다니며 함께 가슴 쓸어내리던 그 엄마들이 지금은 병원에 안가도 집에서 조절만 잘해주면 된다고 했다. 그때도 그렇게 치료가 어렵더니 아직도 지후가 고생을 하고 있다며 걱정을 해주는, 동지와도 같은 엄마들의 이야기가 내 가슴을 따뜻하게 했다.

우린 서로를 그렇게 안다.
그 속이 얼마나 까맣게 타들어 갔었는지를 우리 같은 마음을 가진 사람들만큼은 너무나 잘 알고 있다. 아직도 마음의 병이 낫질 않아 지후처럼 심리치료를 받는 아이엄마는 그래도 기꺼이 당연히 도와야 한다며 촬영에 응해주었다. 난 아직도 힘겹게 치료법을 찾아다니며 전전긍긍하는 우리 많은 엄마들이 그들처럼 그렇게 쉴 수 있었으면 좋겠다.

하루 빨리 아토피를 위한 치료제가 개발되기를 간절히 바라는 건, 내가 겪었고 우리의 많은 엄마들이 겪었으며 앞으로도 많은 엄마들이 겪어야만 하기 때문이다. 그리고 그 아이들이 성인이 되어갈 것이고 지금의 성인 아토피환자들이 겪는 그 고통을 겪어야 할 지도 모르기 때문이다. 어두컴컴한 동굴 속일지라도 한줄기 빛이 보인다면 우린 살아갈 이유를 찾게 된다.
그 빛을 향해 걸어나가게 되면 언젠가 세상 밖으로 나갈 수 있다는 걸 알기 때문이다.

성인아토피와 스테로이드

　나는 아이의 아토피를 겪으며 성인 아토피환자들의 아픔을 인터넷이라는 매체를 통해 엿보곤 했다. 학교를 다닐 수 없을 정도로, 회사생활을 할 수 없을 정도로, 그리고 결혼을 꿈꿀 수 없을 정도로 그 세계는 더 심각한 상황에 있음을 보았다. 몸을 관리할 수 없는 군대 문제도 심각했고, 임신 중 악화된 아토피로 인해 유산을 경험하거나 약을 사용하지 못하고 모성애로 견디며 고통스러워하는 임산부들의 이야기도 있었다. 어떤 이들은 자살을 꿈꾸고 시도하기도 했고 어떤 이들은 사회를 향하여 분노하고, 스테로이드의 부작용을 얘기 해주지 않았던 의사들을 향하여 분노했다.

　과거의 교과서적인 피부질환 치료를 통해 결국은 중증 아토피환자가 되었다고 말했다. 나는 잘 알지는 못한다. 하지만 이야기들을 들으며 분명 성인아토피에 이르기까지 우리의 의료 체계가 가지고 있는 심각성을 충분히 느낄 수 있었다.
　그들은 이렇게 말했다.

무분별한 스테로이드의 사용으로 아토피가 더할 수 없이 심각해졌노라고 분노한다. 아토피에 대한 연구가 없어 무조건 교과서적으로만 스테로이드를 처방하고, 환자들이 이 병원 저 병원을 돌아다니는 병원쇼핑을 하면서 스테로이드제가 남용되어지는 상황이 되어 그 부작용에 시달리게 되었다는 생각이 들었다.

TV에서 나오는 [안전한 약 스테로이드] 라는 말에 경악을 금치 못하는 이유가 그들에게는 있었다. 스테로이드에 한 원인이 있다고 생각하는 많은 성인아토피 환자들은 '탈스' 라는 고통스러운 시간을 보내고 있는 것이 현실이었다. 그리고 아직까지 아토피 관련 전문의가 부족하고 소아과나 피부과에서 그 정체성을 잃고 진료를 하고 있다. 나는 개인적으로 아토피는 소아과에서도 피부과에서도 진료할 수 없다고 생각한다.

아토피만의 전문의가 필요하다고 생각한다. 과거에는 어떠했는지 몰라도 현재의 아토피는 그렇게 단순한 질병이 아니기 때문이다. 그리고 성인아토피환자들의 그 목소리도 결코 무시할 수 없는 경험이라고 생각한다.

우리에게 주신 필요악이라는 스테로이드. 잘 사용하면 약이지만 잘못 사용하면 독이라는 칼날과도 같은 양면성을 지닌 그 스테로이드제에 대한 의학계의 반성의 목소리와 더불어 솔직한 관심과 대책이 요구된다. 그래서 의사를 믿고 치료에 임할 수 있는 분위기가 조성되어야 하고, 그와 더불어 아토피가 치료될 수 있는 제도적 여건이 되어야만 한다고 생각된다.

한 의사의 열정과 사명감을 보다

 지후가 다니는 서울알레르기클리닉의 노건웅박사.
 그분에 관하여 오해가 많다. 연구가 초기 단계일 때 치료받았던 사람들 중에서 안티도 많다. 처음엔 단순히 치료비가 비싸서 그런 줄 알았고 박사님을 만나 뵈면서 딱딱하고 빠른 말투에서도 오해가 있음을 보게 되었다. 하지만 긴 시간을 지나면서 나 역시 그런 오해로부터 박사님을 제대로 보게 되는 눈을 가지게 되었다.
 오로지 편한 길을 마다하고 남이 가지 않는 어려운 길을 택한 사람.
 그리고 국가를 상대로 길고도 외로운 싸움을 하는 사람.
 사명감으로 이 길을 가고 있는 사람.

 감마인터페론에 대한 논문이 까다롭다는 유럽학회지에 실렸고 미국의 「Who's who in the world」 인명사전에 아토피 연구공로를 인정받아 이름이 올랐음에도 털털함을 가진 의사 선생님이다.

 보건복지부와의 긴 소송으로 지쳐 '이젠 공부가 하고 싶다'고 '연구가 하고 싶다'고 말씀하시는 그분이 왠지 안쓰럽기도 했다. 나라 안에서 인정받지 못하면서도 외로운 싸움을 싸우고 있는 그분께 힘이 되어드리고도 싶었다.

어느 날 환자 보호자의 말을 들으며 가슴이 저려왔다.

"저 분은 허준 같은 분이예요. 저 분이 병원 문 닫으면 우리아이 누가 고쳐줍니까. 저 분 문 닫게 하는 사람 내가 가만 놔두지 않습니다."

그때 박사님은 보건복지부와의 소송으로 임대료도 못 내고 있는 실정이라며 병원을 그만 두게 될지도 모른다고 한 걱정이셨다.

노박사님 병원에서 청구하면 삭감해버리는 감마인터페론 주사약값을 약국에서 청구하면 주는 이중잣대의 정부. 그래서 우린 자구책으로 약국에 가서 감마인터페론을 사다가 병원에 와서 맞는 수고를 해야 했다. 그 덕분에 병원문 안 닫을 수 있었노라고 박사님은 안도의 숨을 내쉬셨다. 중증 아토피안에게 면역글로블린을 사용하면 과거에 적응증이 없었다는 어이없는 이유로 약사법위반으로 고발당하는 현실 속에서도 히포크라테스의 선서를 떠올리며 치료할 수밖에 없었다고 그렇게 범법자가 되어도 마음 비우고 아토피를 연구하고 치료하는 수 밖에 없다고 한다.

나도 처음엔 몇몇 의사들처럼 아토피를 돈벌이 수단으로 삼는 분인줄 알고 치료비 좀 덜 받으시지 했던 적도 있었다. 하지만 시간이 지나면서 난 그분의 사명감을 엿볼 수 있었다. 그리고 그 연구로 인한 성과들도 내 눈으로 확인하곤 했다. 많은 아이들이 정상에 가깝게 치료되는 가운데서도 여전히 복잡한 해결과제인 지후를 따로 연구라도 하겠노라고 말씀해주시니 감사할 따름이다.

곧 개발될 검사로 지후의 원인에 좀 더 가깝게 접근할 수 있을 것이라고 오늘도 말씀하신다.

추석 때 작은 선물을 박사님께 건넸다.

'지후가 완치되지도 않았는데, 내가 이 선물을 받아도 되는지 모르겠다'고 한참을 고민하는 그분의 모습에서 오히려 감사를 느낀다.

지후의 첫 진료 때 박사님의 바른 판단이 없었더라면 지금쯤 지후가 어떻게 되었을까 오늘도 여전히 보험적용을 위해 동분서주하며 바쁘신 박사님께 마음으로부터 박수를 보낸다. 여전히 남은 과제인 아토피에 대한 끊임없는 연구로 언젠가 아토피가 정복되어질 날이 속히 오길 기대해본다.

우리에게 주는 경고의 메시지

옛날, 영국과 미국의 광부들은 갱내에 차 있을지도 모를 무색 무취의 유독 가스 유무를 간단하면서도 효과적인 방법을 통해 확인하곤 했다. 갱내로 들어서는 긴 행렬의 선두에 선 광부의 손에는 새장이 들려있다.
새장 안에는 조그마한 카나리아 한 마리가 있다. 카나리아가 노래를 멈추거나, 갑자기 횃대에서 떨어지거나, 혹은 비틀거리면 이내 광부들은 갱내에 유독가스가 있음을 알게 된다. 영어에 '탄광 내의 카나리아처럼 (like a canary in a coal mine)'이라는 표현이 있다. 이것은 드러나지 않는 위험이나 육안으로 감지할 수 없는 위협을 알리는 사람 또는 상황을 뜻한다.

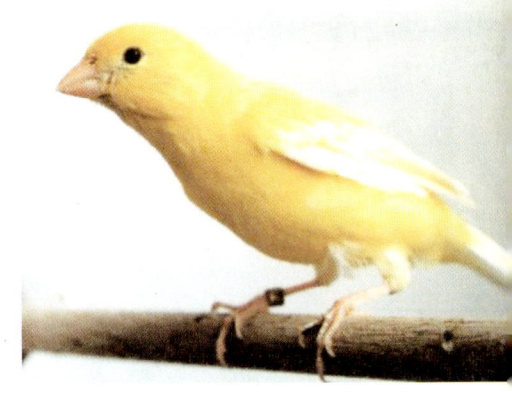

과거에는 아토피라는 단어조차 생소하고 그 환자의 수가 소수에 불과했다. 여러 가지 원인이 있다지만 최근 5~6년 사이에 급증하면서 어린이 4명중 1명이 아토피라는 통계가 나올 정도가 되었다. 소아 아토피 환자뿐 아니라 성인 아토피의 문제는 더더욱 심각하다는 것도 알게 되었다.

빠르게 진행된 산업화와 그로 인해 감수해야 했던 많은 환경의 오염이 오늘 날 카나리아와도 같은 우리의 아이들을 통해 경고의 메시지를 보내주고 있다.

광부들이 카나리아의 경고를 무시한다면 어떤 일이 일어날지는 우리 모두 짐작할 수 있을 것이다. 그들에게 돌아오는 것은 카나리아와 같은 모습의 죽음이다.

오늘날 치료조차 어려운 난치병이 되어버린 아토피. 그 속에서 자신을 감추며 죄인처럼 웅크리고 숨어 지내는 많은 성인 아토피환자와 잠 못 이루는 우리의 아이들. 피가 나도록 긁어도 멈추지 못하는 가려움에 고통스러운 우리의 아이들과 성인 아토피환자들.

이 일들이 언제 우리에게 일어날지 우리는 아무도 알 수 없다. 그건 다른 사람의 일이 아니고 바로 나의 일이 될 수도 있다. 내 아이가, 내 손주가 아토피로 고통스러워 할 수도 있다.

아토피 아이를 키우다보면 저절로 환경주의자가 되고 약물의 오남용에 대해서도 한번 더 생각하게 된다. 자연으로 돌아가는 먹거리를 찾게 되고 자극이 적은 친환경세제를 사용하게 된다. 맑은 공기를 찾아 여기저기 헤매이게 되고 비로소 자연으로 돌아갈 때 안도의 한숨을 쉬게 된다. 뿌옇게 뒤덮인 스모그속의 서울을 보면서 내 가슴마저 답답해지고 이곳저곳에서 나타나는 이상기류현상들이 심각하게 느껴진다. 다른 사람에게만 있을 줄 알았던 심각한 상황이 바로 내게 찾아왔기 때문이다.

그러나 이제 그건 우리 모두의 일인 것이다. 언제 우리에게 그와 같은 상황이 다가올지 우린 알 수 없다. 그렇기 때문에 우린 모두 환경을 지키는 사람이 되어야 하고 위험 속에 그대로 노출되어 있는 우리의 아이들과 미래의 아이들을 지켜내야만 한다.

　오늘날 카나리아가 된 우리의 아이들이 자신을 희생하며 그 모진 고통 속에서 쏟아내는 그 경고를 우리는 결코 무시해서는 안된다.
　그래야만 우리가 모두 함께 살아날 수 있기 때문이다.

아토피 마음 사랑

아토피 아이를 키운다는 것은
　　가슴속에 까맣게 타들어가는
상처를 갖고 사는 것이었습니다.
　　아이도 엄마도 많은 상처 속에 살고 있습니다.
　　하지만 이제는 그 상처를 돌아볼 때입니다.
　　그리고 아토피와 더불어
우리 마음도 아물도록 해야 할 때입니다.

밤의 고통 _ 가끔은 소리내어 통곡을 해도 좋다

'아무일도 없이 온 가족이 하루밤을 잘 잘 수 있다면…'

보통 가정에서는 너무나 당연한 이 사실이 어떤 가정에서는 간절한 소원이 될 수도 있다는 것을 알게 되었다.

보통 소원이라고 하면 부자가 되거나, 시험에 합격하거나, 사업의 성공일텐데', 나에게 소원은 "지후와 깨지 않고 푹~ 숙면을 취했으면…" 하는 것이다.

아토피를 앓는 아이를 둔 엄마들은 밤이 무섭다.

졸음이 오면서부터 시작되는 지독한 가려움과의 전쟁이 시작되기 때문이다. 재우는데 1~2시간이 걸리는 전쟁. 한곳을 쓸어주면 이내 또 다른 곳을 사정없이 긁어대는 지후. 이제 잠이 들었겠지 하면 붙잡아도 뿌리치며 이내 엄청난 힘으로 긁고 또 다시 반복되는 가려움으로 살이 패이는 모습을 마냥 볼 수밖에 없는 엄마의 심정은 그 누구도 헤아릴 수 없을 것이다.

그렇게 2시간가량 걸려 잠이 들어도 3~4시간 후면 전쟁은 또 다시 시작되고 이렇게 새벽에도 1~2번씩 깨서 1~2시간동안 전쟁을 치뤄야 한다. 가려움이 극심한 날은 그렇게 밤을 지새운적도 많았다.

가려움의 고통 속에 아이를 그냥 내버려둘 수가 없었다. 엄마는 잠들 수 있는 권리가 없었다. 하루도 빠짐없이 밤새 가려움으로 전쟁을 치르는 지후는 아침이 되어서야 간신히 잠이 들고, 그 아이를 바라보며 내 가슴은 온통 검게 타버렸다. 숨죽여 눈물을 흘리며 보낸 밤이 수도 없었다. 하나님이 날 그냥 내버려두신 것만 같았다. 하나님이 날 사랑하신다는 것만이라도, 날 기억하신다는 것만이라도 알고 싶을 만큼 그렇게 철저히 침묵하셨다.

그분은 날 모르시는 것만 같았다.

단 하루도 잠을 푹 잘 수 없고, 하루 종일 몽롱함 속에서 늘 긁는 아이의 괴로움을 조금이라도 덜어주고 싶어 이리 뛰고 저리 뛰며 자료를 검색하고 명현이 덜할 것 같은 것으로 시도해보고, 실망하고, 후회도 하고, 아파하고, 절규하고, 통곡하고, 아이가 상처를 입을까봐 소리내어 울지도 못하고 심한 우울증에 시달려가며 그렇게 밤을 보내곤 했다.

저녁이 되면 나는 늘 심장이 뛰고 불안함 속에 쌓이게 되었다.

이제 곧 시작될 전쟁이 두려웠다. 그리고 여전히 또다시 같은 밤이 되곤 했다. 누군가 대신해주었으면 하고 바란 밤이 수도 없이 많았다.

아이의 긁는 소리가 내 심장을 찢는 것 같았고 어떤 때는 화를 내기도 했다. 하지만 화를 내고 나면 밀려오는 죄책감이 나를 더 힘들게 했다.

"지후야 미안해. 엄마가 너무 졸려서 그랬나봐. 네 잘못이 아니야."

"지후야 너무 가렵지? 우리 지후가 너무 가렵구나."

"조금만 긁자. 그리고 다 긁으면 엄마에게 말해 엄마가 재워줄게."

지후는 조금만 긁고는 이내 멈춰준다.

"엄마 다 긁었어. 재워줘."

내가 화를 낼 때 지후는 더 괴롭고 더 가려웠다. 그리고 내가 지후의 맘을 읽었을 때 지후는 오히려 더 잘 견딜 수 있었다.

'지후의 잘못이 아닌데.'

그래서 나는 지후가 다시 깰 때까지 잠을 자지 않게 되었다.

새벽 1시가 되어도 3시가 되어도 지후가 한번 더 깨서 다시 깊이 잠들 때까지 난 늘 깨어 있곤 했다. 내가 혹여 자다 깨서는 너무 졸려 지후에게 화를 낼까봐 그냥 잠을 잊기로 했다.

이런 삶들이 반복되면서 내겐 우울증이 왔다. 외출할 때 겪는 사람들의 시선들 때문에 외출 기피증이 생겼다.

지후 얼굴이 조금이라도 좋지 않으면 외출을 하지 않고 굳이 나가야 하는 일이 생기면 모자를 깊게 눌러 씌운다.

'지후야 미안해. 엄마가 널 부끄러워하는 건 아니란다. 엄마와 네가 상처받는 게 힘들뿐이야.'

이렇게 속으로 미안해하면서.

어떤 때는 엘리베이터 앞에서 기다리던 많은 무리들이 나와 지후를 둘러싸고 한마디씩 한 적도 있었다. 당혹스런 그 광경 속에서 난 그들을 향해 아이가 상처 받는 거 안보이냐고 절규하듯 소리치기도 했다.

'내가 미쳐가고 있나보다.'

백화점 주차장에서 차문을 닫고 나오는 순간부터 내 가슴은 이미 두근거리고 있다. 역시 사람들은 나와 지후를 쳐다보며 놀라고 호기심에 가득하다. 장애아를 가진 엄마의 심정이 느껴졌다. 이 땅에서 평범하지 않은 외모로 산다는 것이 이렇게 힘든 줄 몰랐다. 그것이 이렇게 사람을 바꿔놓을 줄도 몰랐다. 난 그렇게 우울해져 갔다. 밤이 되면 심장이 뛰었고 지후를 재우는 순간은 미칠 것만 같았으며, 지후가 잠든 것을 확인하고는 어두운 거실로 나와 흐느끼기 시작했다.

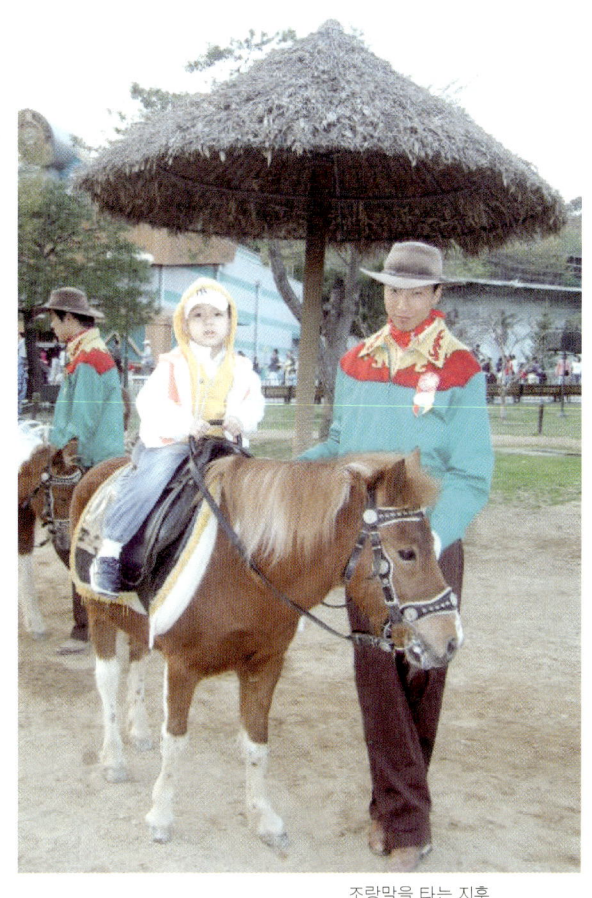

조랑말을 타는 지후

그리고 그 흐느낌이 바뀌어 이내 소리 내어 통곡하며 울기 시작했다. 지후 앞에서 내색조차 못했던, 며칠 동안 나를 짓눌러오던 우울증이 통곡하고 나면 조금씩 사라졌다.

나는 이렇게 몇 번씩 통곡을 해야만 했다. 남편의 품에서 그리고 때론 혼자서 그렇게 울었다.

언젠가 지후 앞에서 흐느끼며 운적이 있었다. 지후 심리치료를 결정하고 난 후 죄책감에 너무 힘겨웠다.

그땐 어떻게 지후 앞에서 눈물을 감출 수가 없어서
"지후야 엄마가 지금 좀 슬픈데 조금만 울게."
그렇게 말할 수밖에 없었다. 남편이 날 안아주었다.

그런데 어느 날 문득 지후가 그 얘기를 꺼내놓았다. 아주 오래된 일이었는데.
"엄마가 울었어. 그리고 아빠가 안아줬지? 나도 엄마한테 가서 울었어."
난 그 기억이 지후에게 그렇게 충격이었다는 것을 느낄 수 있었고 내 마음은 한없이 지후에게 미안해서 다시는 그런 일이 없기를 각오하고 또 각오했다.

'지후야 엄마가 지후 앞에서는 울지 않을꺼야…'

그렇게 다짐을 했다. 그렇지만 가끔은 통곡을 해야만 했다. 그래야 견딜 수 있었다. 그렇게 소리 내어 통곡하지 않았다면 어쩌면 지후와 난 지금 웃으며 세상에 머물 수 없었을지도 모른다. 그래서 난 아토피아이를 둔 엄마들께 그렇게 권했다.

가끔은 소리 내어 실컷 우시라고. 그래야 견딜힘을 다시 모은다고. 하지만 절대로 아이 앞에서는 울어서는 안된다고. 아이는 엄마가 울면 그게 다 자신 탓이라고 생각을 하니까.

지후를 임신하기 전 심리학을 공부했었다

심리학에서는 3~6 살까지의 아이의 경험이 아이의 인생을 좌우한다고 말한다. 그래서 그 나이의 상처는 평생 아이를 힘겹게 만들기도 한다고. 그래서 아이로 인한 고통 때문이더라도 아이 앞에서는 울지 말아야 했다.

예전에는 많은 욕심이 있었다. 꿈도 많 았다. 나에게, 남편에게 그리고 지후에 게. 하지만 지금은 하룻밤 온 가족이 편 히 잘 수 있다는 것이 얼마나 감사한 일 인가를 느끼며 살아간다.

> **사랑의 제안**
>
> **엄마 건강도 체크해보세요**
> 스트레스와 피로 만병의 근원이지요 그리고 아토피아이를 둔 엄마들의 특징이구요.
> 지금 엄마의 건강을 체크해보세요. 엄마가 건강해야 긴 싸움을 견딜 수 있고 이겨낼 수 있어요.

나는 모든 욕심을 버리게 되었다. 단 하나 지후의 건강만을 욕심으로 삼기로 했다.

그리고는 오히려 감사한 일들이 눈에 들어오고 느껴지고 많아졌다. 내가 그래도 건강하게 아들을 돌볼 수 있다는 것이 감사하고, 경제적으로도 여유가 생겨 원없이 지후를 위해 무엇이든 해줄 수 있어 감사하다.

지후는 영리하고 엄마의 맘도 잘 알아준다.

가끔 뽀얗게 되는 지후 얼굴에도 감사해진다. 새벽에 여러번 깨던 지후가 한번만 깨면 그 날은 감사하게 된다.

1~2시간 걸려 재우던 시간이 30분정도만 걸려도 감사하게 된다.

지후가 맨밥이라도 두그릇을 먹으면 감사하다. 그리고 유치원에서 놀림 안 받고 친구들과 사이좋게 지내니 감사하다.

이제 우린 얼마나 많은 감사한 일들이 우리에게 있음을 찾아가며 살아가기로 한다.

삶의 희비

　아토피와의 싸움.
　그건 정말 너무도 힘겨웠다.
　남편은 그런 나를 더욱 힘들게 했다. 늘 피곤했던 남편은 아이가 자다가 깨도 일어나지 않았고, 아이를 재우느라 두 손이 모자라도 남편의 두 손은 도움을 주지 않았다.
　그 무렵 다시 해외에서 호전되었다는 사례들을 찾아보게 되었다.
　마침 캐나다로 이민을 간 친구가 우리 집에 방문해 있었다.
　난 다시 이민을 생각하였고, 남편의 희생을 강요했다. 이렇게 살다가는 나 역시 어떻게 될지 모르겠다는 생각이 들었다. 그 즈음 37 살밖에 안된 큰집 형님이 위암 말기 선고를 받았고, 나의 친한 친구가 갑작스런 교통사고로 남편과 아들을 잃었다. 아무 일도 일어나지 않을 것만 같은 우리의 삶이라는 것에 대해 불안해졌다. 이렇게 마음이 타들어가면서 살다가는 나 역시 암이 걸릴 수도 있다는 생각이 들었다.
　그렇다면 우리의 삶이라는 게 무슨 의미가 있을까?

난 늘 바쁜 남편의 삶이, 그래서 나와 지후에게 아무 마음의 위로가 될 줄 수 없는 그 삶이 의미가 없음을 토로했다. 난 이미 피폐해질대로 피폐해져있었다.

그때 난 극심한 스트레스로 몸무게가 7kg이 갑자기 늘었다. 경추와 요추에도 무리가 왔고, 악관절에 무리가 생겨 입이 벌어지지 않고 통증이 왔다. 스트레스가 심해지면 재발한다는 주의를 받으며 1년이 넘게 악관절 교정 치료를 다녔다.

> **몸사랑의 제안**
>
> **아픔도 함께 해야 견디기 수월해집니다**
>
> 때론 남편이 아무것도 못줄지라도 함께 걱정해주고 속상해 해주는 것으로도 큰 위안이 되더군요.
> 나 혼자 견뎌야 한다고 생각할 때가 더 힘들었어요.
> 남편과 아픔을 함께 공유해보세요. 훨씬 견디기 수월해집니다.
> 그리고 통곡도 하시구요, 아픔을 표출할 수 있으면 표출하세요.
> 마음에 쌓아두면 병이 된답니다.

남편은 지후의 아토피를 외면하면서까지 인정하고 싶지 않았다고 한다. 늘 어려움 없이 자라왔던 그에게 지후의 아토피는 감당하기 힘들었던 것이다.

현실을 받아들이기를 거부했던 그는 그저 지후의 치료비를 마련하기 위해 열심히 일에 몰두할 뿐이었다. 그러나 남편은 이제 같이 아파하고, 같이 감당하자고 말했다. 그리고는 앞으로 우리 가족에게 어떠한 일들이 일어날지 모르는 불확실한 미래를 바라보며, 남편과 이민에 대해 다시 고민하며 준비하기 시작했다. 하지만 이 여정이 남편에게 일방적인 희생을 강요하는 것만 같았다. 일에 대한 욕심과 야망이 컸던 남편에게 지금까지 일구어놓은 모든 것들을 뒤로 한 채 새로운 낯선 환경에서 또 다른 인생을 시작한다는 것이 그리 쉬운 일이 아니었던 것이다.

그리고 어느날 시어머님은 온통 말라서 갈비뼈가 보이는 거친 피부의 지후를 보시면서 너무도 안쓰러우셨던지 온 가족이 합심해서 기도해보자며 금식기도를 하자고 제안을 하셨다. 그렇게 어머니와 나의 백일간의 아침 금식이 시작되었다. 금식기도를 하는 기간은 몸과 맘이 너무도 지쳐있었기 때문에 제일 힘겨운 시간이기도 했다.

오로지 지후가 좋아지기를 바랄 뿐, 남편도 내 삶도 아무 의미가 없었다. 그러나 하나님은 그 과정을 통해서 말씀하셨다.

여호와의 말씀에 내 생각은 너희 생각과 다르며
내 길은 너희 길과 달라서
하늘이 땅보다 높음같이 내 길은 너희 길보다 높으며
내 생각은 너희 생각보다 높으니라
이사야 55:8~9

하나님은 내가 알지 못하는 길로 인도하고 계신다고, 그리고 날 항상 기억하고 있다고 하셨다. 난 그 말씀을 믿기로 했다.

나의 기뻐하는 금식은 흉악의 결박을 풀어주며
멍에의 줄을 끌러주고 압제당하는 자를 자유케하며
모든 멍에를 꺾는 것이 아니겠느냐
그리하면 네 치료가 급속할 것이며
네 의가 네 앞에 행하고 여호와의 영광이 네 뒤에 호위하리니
네가 부를 때에 나 여호와가 응답하겠고
네가 부르짖을 때에는 말하기를 내가 여기있다 하리라
이사야 58:6~9

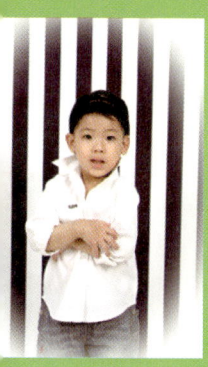
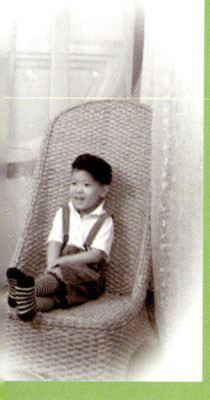

홍역과도 같은 진통의 몸무림이 끝나고 백일 간의 금식기도가 마무리 되면서 지후는 정말 극적으로 좋아지기 시작했다. 몸이 부드러워지고 외모도 몰라보게 좋아졌다.

하나님이 하신 일 이심을 의심할 수 없을 만큼…

그리고 난 그 이후 조금씩 견뎌나갔다. 지후는 외형상으로는 거의 보통사람에 가까웠고, 외출을 해도 뭐라 하는 사람이 없을 정도였다.

지후가 모습이 몰라보게 뽀얗게 되면서 우리 부부는 정말 행복했다.

아직 구석구석 아토피의 흔적이 남아있고 여전히 밤에 한 번씩은 깨서 가려움으로 잠 못 이루지만 그래도 얼굴만큼은 이뻐졌고 외출을 해도 사람들이 아토피인줄 몰랐다.

우린 이런 지후를 기념해 주고 싶어 사진관을 예약했다. 옷을 여러 벌 코디해서 멋진 지후의 아토피 탈출 기념 프로필 사진을 찍어주었다.

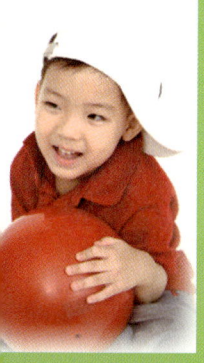
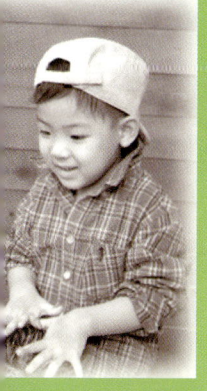
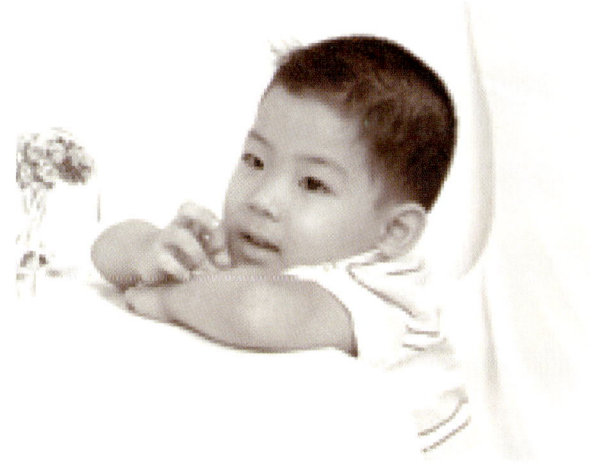

작은 사회 속으로 그리고 다시 병원으로

   지후가 좋아지면서 난 1년이 넘게 병원도 다니지 않았고 음식에도 조금씩 욕심을 내기 시작했다. 그리고 너무 심심해하는 지후를 위해 세심하게 돌봐 줄 학원이며 놀이방이며 알아보기 시작했다. 예전 같았으면 엄두도 못 낼 놀이방을.

   아침에 일어나 지후 도시락을 준비하고 씻는 물과 먹는 물까지 준비해서 놀이방에 보냈다. 모처럼 나는 운동도 하고 여유로운 시간을 보낼 수 있었다. 정말 상상할 수도 없었던 그런 시간이 내게도 온 것이었다. 그러나 행복도 잠시, 그동안 1년간 한번도 악화된 적이 없었던 지후가 날이 갈수록 악화되고 있었다.

   결국 밤새 고민하던 난 두달 만에 놀이방을 그만두게 되었다.

   그렇게 마지막으로 놀이방에서 돌아오던 날 내 기분은 엉망이 되어있었다. 지후가 이젠 사회 속에조차 들어갈 수가 없다는 생각에 두려움이 밀려왔다. 눈물이 날것 같았지만 친정어머니의 생신 때문에 울음을 꾹 참고 그 아픔을 감추었다. 그러나 속상함과 두려움은 감출 수 있는 것이 아니었다. 친정어머니의 생신 상을 접한 우리 가슴에 지후는 돌덩이를 던졌다. 그동안 한번도 음식투정을 하지 않고 잘 견뎌주었던 지후였는데, 상에 차려 있는 음식들을 하나하나 가리키며 다 맛있는 건데 자기 것만 맛이 없다고 안 먹겠다는 것이다.

친정어머니는 상을 치우시며 '아이고 애 앞에서 이런 거 먹으면 안 되겠다' 하시고 안쓰러워하셨다. 그 자리에서는 난 침묵했지만 저절로 흐르는 눈물을 막을수가 없었다. 이런 내 모습을 가족에게 보인 건 그날이 처음이었다. 내 스스로가 무너질까봐 약한 모습을 가족에게 내보이지 않았던 나는 그날 처음으로 감출 수 없는 서러움에 눈물이 멈추질 않았다.

계속된 야근으로 피곤해 잠시 잠든 남편에게로 가서 통곡을 하였다. 지후는 놀라서 날 따라와 쳐다보고는 걱정스런 표정을 지었다. 난 지후에게 엄마가 넘어져서 아파 우는거라고 말하면서도 흐르는 눈물을 멈출 수가 없었다. 아이는 엄마가 울면 그게 다 자기 탓이라고 생각을 한다고 한다. 그래서 가급적 지후 앞에서는 울지 않았지만 그 날만큼은 그럴 수가 없었다.

지후는 놀이방을 다니면서 스트레스를 심하게 겪은 것 같았다. 다른 아이들과 같은 음식을 먹지 못한다는 것이 힘들었던 모양이다. 더구나 아이들이 놀렸다는 것이었다. 놀이방을 그만 두고나서도 한참 후에야 지후가 말을 해 주었다. '아이들이 긁는다고 놀렸어' 라며. 그 후 지후는 가족과 함께 음식점도 가지 못할 정도로 스트레스 상태가 되었다. 음식점만 들어가도 긁기 시작했고 우리가 먹는 음식 때문

> **몸사랑의 제안**
>
> **반응이 약한 음식은?**
>
> 아이가 상태가 호전되거나 엄마가 긴장이 풀리면 반응이 약한 음식은 덜 제한하게 되더군요.
> 하지만 지후의 경우를 보더라도 어느정도 한계에 다다르면 내부에 쌓인 알레르기 반응들이 폭발적으로 일어날 수 있어요.
> 세심한 관찰과 함께 너무 안심하진 말자구요.

아토피 마음사랑

에 또 스트레스를 받았다. 긁는 것을 쳐다보기만 해도 맘을 닫고 화를 분출하기 시작했고 짜증이 늘어갔다.

사실 그런 지후의 스트레스는 이미 오래전부터 시작되었던 것이었다.

어릴 때부터 외출만하면 사람들의 시선을 받아야만 했다. 어떤 사람은 비명까지 지르며 놀라고 어떤 사람은 애 얼굴이 왜 이러냐고 묻고 어떤 사람은 아토피에 대해 뭐가 좋다더라 처방을 알려주고… 난 그들을 향해 아이가 상처받으니 제발 아이 생각 좀 해달라며 분을 삭히며 말하곤 했다.

옛날 같았으면 남에게 싫은 소리 못할 나였는데, 아토피 아이를 키우면서 맘이 독해지고 피폐해지는 것 같았다. 사람들의 시선이 지후에게도 스트레스였는지 사람들이 쳐다보면 화를 내고 그 분을 삭히지 못하며 "저 아줌마 싫어!"라고 소리지르며 속상해했다.

1년 넘게 집에서 그나마 잘 조절되었던 지후를 데리고 다시 병원을 찾았다. 하지만 의사선생님은 지후가 스트레스에 너무 민감한 것 같다며 심리치료의 병행을 권하셨다. 그토록 마음을 다치지 않게 하려고 애썼던 나인데 너무 가슴이 저려왔다. 무너지는 마음과 죄책감이 나를 사로잡았고 내 마음을 어떻게 할 수가 없었다. 지후 앞에서는 담담한 척 했지만, 그래도 지후를 위해 심리치료를 할 수 밖에 없었다.

그리고 소아정신과를 알아보기 시작했다.

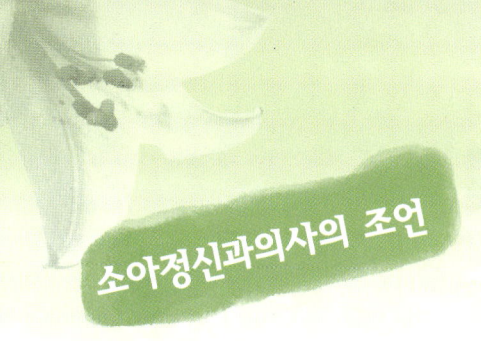

소아정신과의사의 조언

알레르기클리닉에서 지후의 심리치료 권유를 받은 이후 소아정신과를 찾는 일이 그리 쉽지는 않았다. 그러다가 마침 가까운 곳에 새로 오픈 한 신지용소아청소년클리닉은 내가 매달려야 할 또 다른 곳이었다.

선생님은 먼저 엄마의 우울증을 물어보셨다. 그리고 난 한참을 눈물을 머금으며 내 아픔을 이야기했다.

'엄마의 불안이 아이에게 전달됩니다.'

엄마가 편해져야 아이가 편해진다는 말씀을 듣고 놀이치료를 신청했다. 나는 그날 혼자 있을 수가 없었다. 같은 아파트의 지후 친구 엄마들을 찾아가 친구와 놀고 있는 지후 몰래 방 안에서 참았던 울음을 터뜨렸다. 내 탓일까. 자책감이 물밀 듯 밀려왔다.

이내 치료가 시작되었고 선생님께는 세가지만 잘하면 된다는 조언을 반복적으로 들었다.

🌿 사랑의 제안

아토피 아이라고 봐주지 말래요

아이들은 영악해서 엄마가 어떤 때 약해지는지를 알고 이용하기도 한답니다. 지후도 제가 혼내면 스트레스를 받아서 긁게 되지요. 어떤 때는 더 심하게 긁는 것도 같아요. 그러면 엄마맘은 약해지지만 그래도 혼낼 것은 혼내야 한답니다. 그래서 혼내면서도 짧고 강하게 혼내죠. 아이가 아프다 안되는 것도 봐주곤하면 아이의 미래에는 도움이 안 될 수도 있어요. 너무 위험선상에 두진 말고 혼낼 때는 봐주지 말고 혼내야 한다는군요.

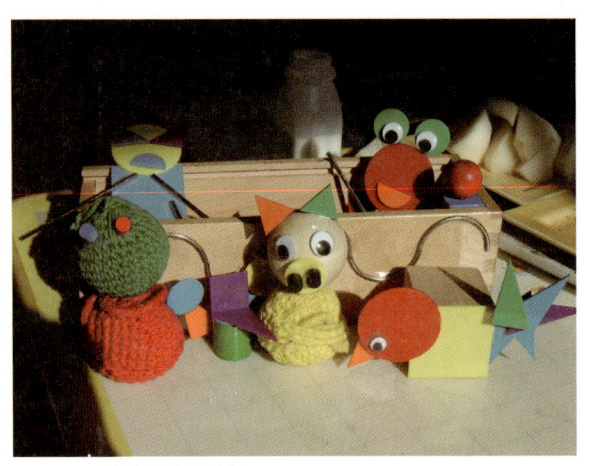
지후가 만든 동물원

그만큼 아이를 대하는 엄마의 필수 태도이고 중요한 요소였다.

우선은 아이가 아토피라고 하여 안쓰러워하며 일반 아이들과 다르게 대하지 말라는 주의였다. 그리고 첫 번째 많은 칭찬을 해주어라. 두 번째 혼낼 때는 단호하게 혼내라. 그러나 매를 드는 것에는 신중하라. 하루에 20 번 칭찬을 한 사람만이 매 한번을 들 수 있고 그 상황은 아이가 다른 사람에게 피해를 주었을 때만이다.

세 번째가 가장 중요한데 철저한 무관심이다. 아이가 말도 안 되는 요구를 하거나 백화점에서 드러눕는다거나 자신의 요구를 관철시키려 할 때, 자해를 하는 척할 때 철저히 무관심해라. 이것은 치료적 무관심이라고 한다고 말씀하셨다.

네 차례의 상담 때마다 꼭 듣는 말씀이었다. 나 역시 지후가 아토피라고 해서 마음 속으로는 안쓰러웠지만, 보통 아이를 대하듯이 엄격히 대하며 늘 내 머리와 가슴속에 이 세 가지를 담아두고 지후를 대했다.

지후는 놀이치료 첫 날, 선생님과 눈도 마주치지 않고 쉴 새없이 이런저런 이야기를 늘어놓았다. 그러나 대부분의 이야기는 "○○형아는 이걸 잘해요. ○○형아는 저걸 잘해요" 하는 내가 잘하는 것이 아닌 다른 사람의 이야기들이었다.

놀이치료선생님은 지후가 자존감이 많이 낮아있으며 불안감이 있음을 내게 말해주었다. 그런 지후가 놀이치료를 거듭하며 2주 만에 조금씩 좋아지는 모습이 보이기 시작하였다. 얼굴이 밝아지고 놀이치료 회수가 늘어날수록 "이건 내가 잘해요."라고 말하게 되었다.
장난감도 처음엔 익숙한 것만 가지고 놀다가 점점 새로운 것에도 흥미를 보이기 시작하였다.

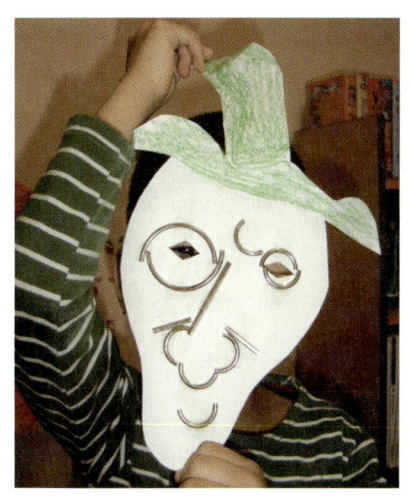

지후가 만든 가면

아이가 점점 자존감을 회복하고 있었다. 집에서도 아이의 자존감을 높여주기 위해 [동의하기], [의견 물어보기]를 의식하며 지후를 대했다. 지후가 어떤 일을 잘하면 "대단한데~ 멋지다 잘했어" 하며 칭찬을 해주고, 지후가 어떤 생각을 말하면 내가 다시 반복해서 이야기해주며 지후 의견에 동의해주고, 옷을 고를 때도 음식을 준비할 때도 지후의 의사를 물어보았다. 가급적 지후의 의사대로 해주거나 부득이 못할 경우 양해를 구했다. 이렇게 병원과 집에서의 노력으로 지후는 점점 치료되어갔다.

정작 아이가 치료되면서 나 역시 치료되고 있었던 것 같다.
난 지후에게 "지후야, 엄마가 지후 친구 ○○가 감기가 걸리면 ○○ 감기 걸렸구나 그렇게 말하잖아. 그건 ○○가 걱정되서 감기 빨리 나으라고 말하는 거야. 그것처럼 다른 사람들이 지후 아토피라고 쳐다보고 말하는 건 그거랑 똑같은거야. 그러니까 지후 잘못이 아니고 그 사람들이 널 걱정해주는 거야. 그래서 엄마도 이제부터 아무렇지 않을거야. 그러니까 우리 지후도 아무렇지 않게 받아들이자."

이렇게 말해주었다.

그 뜻을 아는지 모르는지 5살 난 지후는 내 이야기에 끄덕여주었다.

그 후 지후는 많이 밝아지고 타인의 반응에도 무덤덤해지기 시작했다. 그리고 누가 뭐라 해도 "나 아토피라서 그래요" 하며 아무렇지 않게 반응을 한다.

"너 기분 안 나빴어?" 라고 물어도 "괜찮아" 그런다.

3개월간의 놀이치료가 끝나고 이제 지후는 아주 크게 웃곤 한다.

그 웃음이 얼마나 값진 것인지를 알게 된 남편과 난 늘 지후의 웃음을 보며 감사해하고 행복해한다.

TIP

아이 육아 수칙 3가지

1. 많이 칭찬해준다. 하루에 20번 이상 칭찬해준다. 많이 사랑해주세요.
2. 혼낼때는 단호하게 혼낸다. 단 매는 1번을 실천한 사람만이 할 수 있는 방법이다. 그리고 매는 남에게 피해를 주었을때만 사용할 수 있다
3. 철저한 치료적 무관심이다.
아이가 자기의 의사가 관철되지 않는다고 드러눕거나, 자해하는 듯한 행동을 하거나, 말도 안되는 요구를 할때 엄마가 반응조차 하지 않는것이다.
이때 알아둘 것은 병적인 경우가 아닌 경우 아이는 스스로를 자해하지 못한다고 한다.

1번과 3번이 가장 중요하다고 하네요.
그리고 덤으로 일관성도 중요하죠. 부모가 한 목소리를 내는것도 중요해요.
예를들어 엄마는 된다고 하고 아빠는 안된다고 하는 것 이것이 심리학적으로 보더라도 아이에게 가장 좋지 않은 거예요.

놀이치료

놀이치료는 아이와 담당 놀이치료 선생님만이 놀이방에 들어가 40분 동안 즐겁게 놀면서 심리적 손상을 치료하는 것입니다.

아이들은 자신의 생각을 말로 다 하지못하기 때문에 놀이를 하다보면 아이의 심리상태도 알게 되고 선생님의 대응법에 의해 치료가 됩니다.
제가 문밖에서 들어보면 선생님은 거의 제안을 하지 않습니다.
지후가 하자는 것을 하지요.
그리고 지후의 의견에 강한 동의를 해줍니다. 지후의 감정을 읽어주기도 하지요.
'지후가 지금 많이 속상하구나' '그때 많이 화났겠구나' 이런 식으로 아이의 감정을 말로 읽어 확인해주며 인정해줍니다.
그렇게 아이는 자존감을 회복해 갑니다.
아이의 놀이가 끝나면 엄마와 10분간 상담을 하며 일주일간 지후의 변화와 일들을 이야기하고 놀이시간동안의 일들과 변화를 듣게 됩니다.
그러나 아이에게 놀이치료가 어떠했는지, 선생님이 뭐라했다는 등 아는 척을 하지 말라고 합니다. 아이는 놀이선생님과 비밀이라는 유대관계를 맺어야만 마음을 드러내기 때문에 엄마가 놀이치료에 대해 무심한 것처럼 해야 하고 병원에 간다기보다 놀러간다고 이야기하는 것이 좋습니다.
아이가 재미있게 놀이치료 가는 것을 인식하면 좋은 징조입니다.

일주일에 한번씩 정해진 시간에 놀이를 하며 한 달에 네 번입니다.
그렇게 12주(세 달) 정도이면 치료가 됩니다.
심각한 경우에는 또 아이가 큰 경우에는 여러 심리검사도 병행하며 사회성에 문제가 생길 경우 집단 놀이가 필요할 때도 있습니다.
아이는 그냥 정신과가 아닌 소아, 청소년 클리닉으로 가야 합니다.

나에게 가시가 없었다면...

소홍섭

나에게 가시가 없었다면
나는 세상을 바로 살지 못했을 것입니다.
나에게 있는 가시 때문에
늘 조심하면서 바르고 성실하게 살아왔습니다.
이제보니 내게 주신 가시는
나를 바르게 살도록 한 귀한 선물이었습니다.

나에게 가시가 없었다면 나는 사랑을 몰랐을 것입니다.
나에게 주신 가시를 통해서 남의 고통을 느꼈고,
이를 통해 사랑과 용서도 알았습니다.
이제보니 내가 가지고 가야할 내게 주신 가시는
나에게 기쁨을 전해준 귀한 선물 이었습니다.

나에게 가시가 없었다면
나는 겸손과 소박함의 기쁨을 몰랐을 것입니다.
나에게 있는 가시 때문에
나는 늘 나를 낮추고 겸손하게 살아왔습니다.
이제보니 내게 주신 가시는
나에게 기쁨를 전해준 귀한 선물이었습니다.

주님!
제게 주신 가시를 통해서
주님을 더 사랑하게 하시고
이웃들을 사랑으로 돌아보게 하시고

그 가시가 주의 일하는데 사명 다 할 때 까지
사용되어지게 하옵소서.
나에게 가시를 주신 그리스도예수께 감사를 드리며...

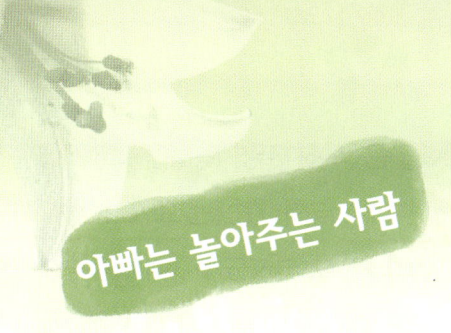

아빠는 놀아주는 사람

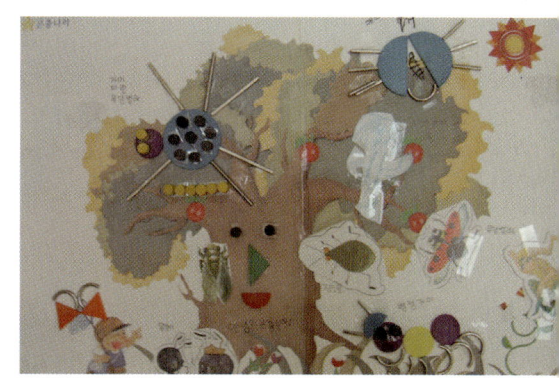

지후가 놀이방에 못 다니게 되면서 지후의 사회성 문제로 또래와 어울리게 해주어야 한다고 생각했다. 주변의 친구들은 모두 미술 학원 등으로 다니고 있었기 때문에 지후와 놀 수 있는 시간들이 맞질 않았다.

그때 마침 지후의 사촌인 동갑내기 조카가 유치원을 정하지 못해 쉬고 있었다. 조카의 집은 김포였는데 가는데 1시간 30분이 걸리는 먼 거리였다. 하지만 그래도 난 지후를 위해 매주 김포에 다녀 오곤했다.

지후는 또래를 만나 재미있게 놀 수 있었지만 난 딜레마에 빠졌다.

김포의 공기가 좋지 않아서 지후가 외출만 해도 천식이 오고 건강 상태도 나빠지기 시작하는 것이었다.

그때 친정어머니도 김포로 이사하신 후 일년간 기침이 멈추질 않아 병원에 가보니 의사선생님이 "다른 곳에서 살다 오셨군요. 알레르기에요"라고 하시더라는 말씀을 떠올려보니 생각이 복잡해지는 것이었다. 그렇

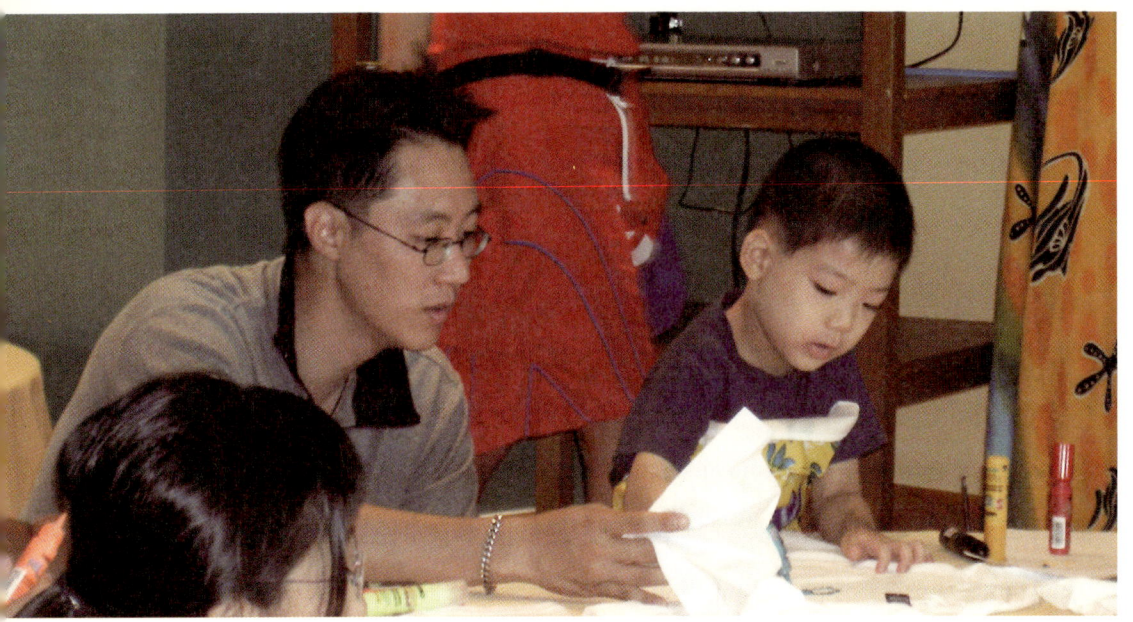
아빠와 함께한 시간

게 김포로의 외출은 마무리되었지만 여전희 지후는 심심해했다. 시간이 흘러 지후가 캐나다에서 지내는 동안 지후의 심리에 작은 변화가 찾아왔다. 캐나다에 사는 친구의 돌쟁이 딸과의 관계에서 지후가 속이 상했던 모양이다. 동생이 없었던 지후가 어린 동생의 행동을 받아들이지 못하고 결국 엄마에게 혼나기까지 하다보니, 속으로는 많이 억울했던 모양이었다.

한국에 돌아와서까지 지후의 행동이 심상치 않아서 지후는 다시 놀이치료를 하게 되었다. 이때에는 지후의 사회성이 문제가 되었고 아빠의 역할이 중점적으로 대두되었다.

사회성의 발달에는 아빠의 역할이 크다는 것을 알게 되었고 선생님은 두장의 세미나 내용을 아빠에게 보여주라고 주셨다.

그 글에서 남편은 중요한 것을 발견하게 되었다.

아이는 시간을 기다려주지 않는다. 지금이 아닌 나중에 아빠가 아이에게 다가가려할 때 그땐 이미 아이들은 컴퓨터나 친구에게로 관심을 돌리고 아빠와 대화하려 하지 않는다.

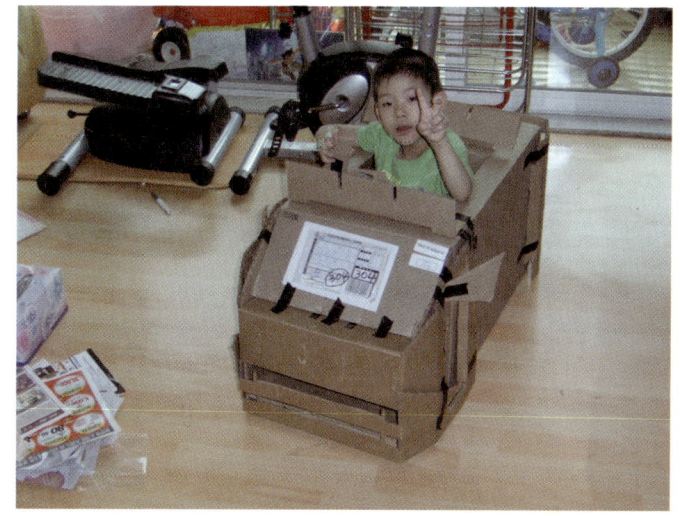

아빠가 만들어준 상자 자동차

남편은 지금 남편이 지후와 함께해야 함을 알게 되었고, 야근 후 늦은 밤에 오거나 철야 후 피곤하더라도 단 15분이라도 신나게 지후와 놀아주었다. 그리고 지후의 목욕도 시켜주며 자연스런 스킨십도 늘려갔다.

덕분에 이번엔 단 두 번 만에 지후의 불안심리가 해결되었고 우려와 다르게 유치원 친구들과도 잘 지내고 선생님들의 반응도 좋았다. 다시 옛날의 지후로 돌아간 것이다.

이번엔 문제가 발견된 초기에 대응함으로 해서 빨리 치료될 수 있었다고 생각한다. 그리고 남편은 지후에게는 놀아주는 사람이라는 영광스러운 칭호를 얻게 되었다. 단 15분

> **사랑의 제안**
>
> **아이의 사회성 발달을 위하여**
> 아빠가 육아에 관여하며 아이와 놀아주고 목욕도 시켜주고 할때 아이의 사회성이 발달되고 리더가 될 확률도 높아진다는 연구결과가 있습니다.
> 잠깐 동안이더라도 짧고 굵은 아빠와의 놀이가 내 아이의 사회성에 큰 영향을 주고 아이의 자존감을 높이는 지름길이 된데요.
> 특히 자존감이 낮은 아토피아이들에게는 더 필요하겠죠.

아토피 마음사랑

유치원에 가다 2005. 2

지후가 유치원에 가는 일은 그렇게 호락호락한 일이 아니었다.
어느 미술학원은 입구에서부터 나는 유화냄새가 지후에게 자극이 되었고, 또 어떤 유치원에서는 내 아이만 따로 도시락을 먹어야하고 따로 관리할 수 없다고 작은 곳으로 가라고 얘기하기도 했다.
지후를 작은 사회 속으로 보내는 일은 그렇게 쉽지만은 않았다.

그러다가 만난 곳이 지금 다니고 있는 EGS 어학원인 영어유치원이다.
집에서 가까워 언제 일어날지 모르는 상황을 대비하기에도 좋았고 이곳은 아이들의 마음까지 보듬는 곳이어서 지후에게 더없이 고마운 유치원이었다.

내가 빼곡히 적어 보낸 지후에 대한 관리지침도 모든 선생님께 알려주고 나의 간곡한 부탁대로 지후를 다른 아이들과 똑같이 대해주셨다.
안쓰러운 표정도 짓지 않아주셨고 그런 선생님들의 태도가 아이들까지도 지후를 별 다르지 않게 대할 수 있게 하셨다.

그러면서도 지후가 건조할 때 보습제를 발라주고 지후의 도시락을 따로 챙겨주고 상처가 나면 가방에 싸보낸 케어용품으로 정성껏 치료해주었다.

지후는 여느 아이들처럼 친구들과 아무 문제없이 어울릴 수 있었고 작은 사회 속에서의 즐거움을 맛보게 되었다.

올 여름에는 달걀내성치료로 한 달 반 동안을 유치원에 가질 못했다.

대기하고 있는 아이들이 많음에도 불구하고 유치원은 지후를 기다려주었다. 그것 또한 쉽지 않은 결정이었음을 알았고 더없이 고마움을 느꼈다.

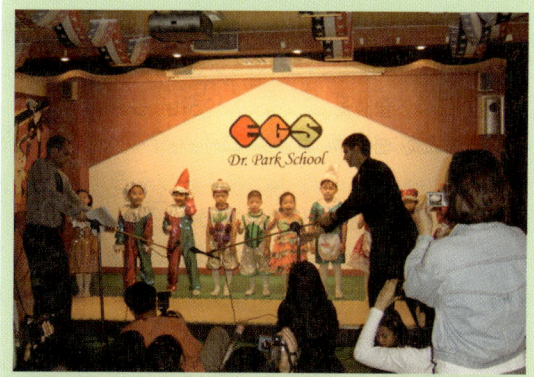
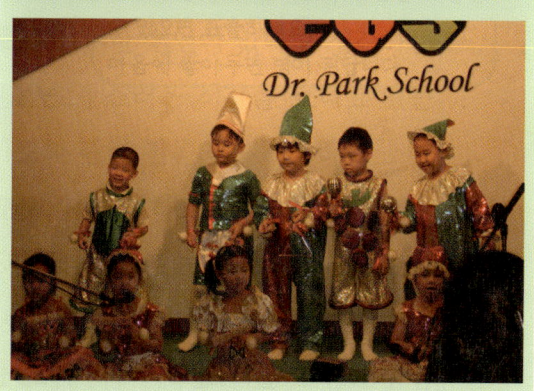

아이들 도시락을 스테인레스로 하고 유치원 가방도 가장 가벼운 소재로 구하느라 동대문을 하루 종일 돌아다녔다는 원장님은 정말 아이들의 건강과 환경을 세심히 살피는 분이셨다.

직접 시골에서 재배한 친환경농산물로 원장님이 음식을 만들어주고 아이들 칫솔도 자외선 살균기 속에 넣어두고 방마다 환풍기를 달아 공기를 순환시키는 등 작은 규모임에도 불구하고 훌륭한 교육 마인드를 가지고 교육하고 있었다.

그곳의 아이들은 모두가 밝고 선했다.

> **몸사랑의 제안**
>
> **유치원의 급식**
> 유치원의 급식이 외부에서 배달되는지 아니면 직접 조리하는지 꼭 알아보세요.
> 배달되는 급식은 아무래도 원가부담 때문에 수입농산물의 사용이 많아 아이들 몸에는 좋을리 없지요.
> 일반 아이들도 마찬가지지만 특히 아토피 아이들은 그런 부분까지도 세심히 살펴야 하겠지요.

그렇게 만난 유치원 덕분에 지후는 캐나다에 가서 겪을 언어의 스트레스를 미리 줄여나갈 수 있으면서 어엿하게 사회 속으로 들어가게 되었다.

오늘도 난 잠이 부족해 늘 지각을 하는 지후 때문에 몸둘 바를 모른다. 그럼에도 늘 즐겁게 유치원으로 향하는 지후의 발걸음이 고맙고 행복하다.

가족의 격려와 믿음이 필요하다

　아토피가 마땅한 치료법이 없다보니 많은 환자와 부모들은 치료에 관한 여러 가지의 이야기들을 듣게 되고 귀가 얇아질 수 밖에 없게 된다. 하지만 무엇을 한다고 해도 짧은 시간에 효과가 나타나는 것이 아니기 때문에 꾸준한 시간과 노력이 필요하고 또 거기에서 많은 시행착오를 겪게된다.
　그 시행착오의 피해는 고스란히 환자에게 돌아간다.

　결국 어떤 치료법을 선택하는데 있어서 무척 신중한 결정이 필요하다.
　그리고 무엇보다도 가족의 믿음과 후원, 그리고 격려는 보이지 않는 무척 큰 힘이 되기도 한다. 그런 와중에 가족간에 뜻이 맞지 않다보면 여러 가지 갈등이 생겨나기도 한다.

　아토피환자와 부모들이 서로의 마음을 나누는 인터넷 사이트에서 보더라도, 어떤 치료법에 대해 부부가 또는 부모님들과 의견이 맞지 않아 힘들어하는 경우를 많이 볼 수 있다.

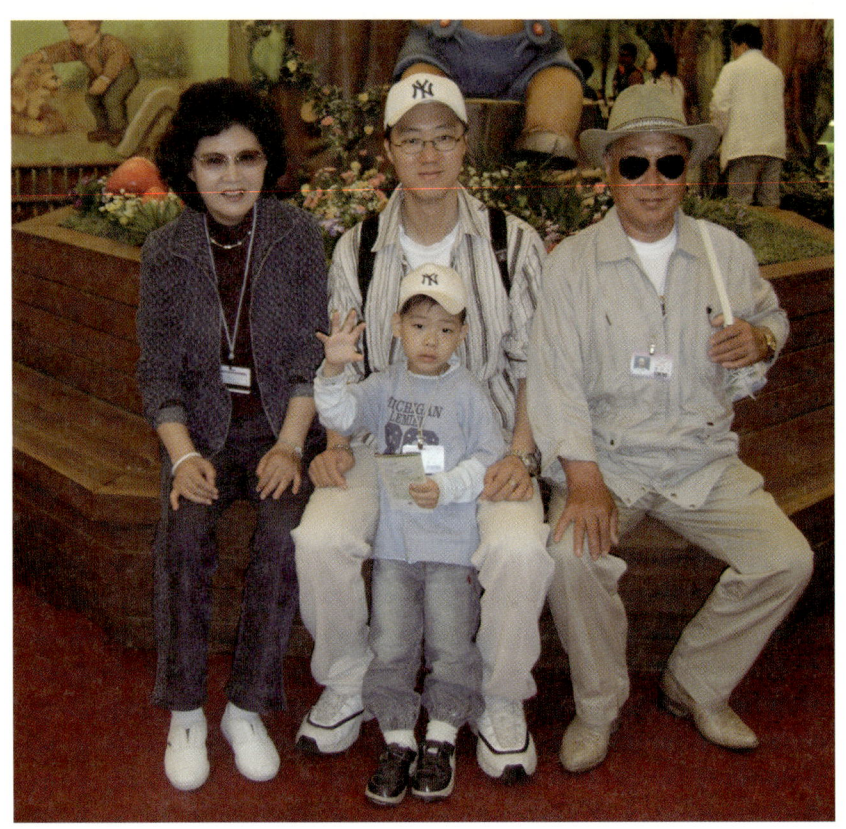
할아버지, 할머니와 함께

　또한 아토피아이를 옆에서 돌봐야하는 아내를 도와주지 않는 남편이나 또는 아이의 상태를 며느리의 탓으로 돌리는 시부모님들도 계셨다. 그런 갈등은 심각한 상황에까지 이르게 하기도 했다.
　아토피아이를 치료하는 것은 너무도 힘든 일이다.
　시간도 많이 걸리고 하루하루 1분 1초도 눈을 뗄 수 없는 힘겨운 싸움이다. 그런 상황에서 아이의 엄마가 겪는 고통은, 함께 살고 있는 남편조차도 상상할 수 없는 정도이다.

그렇기 때문에 가족의 믿음과 격려는 너무나 필요하다.

아토피아이를 키우는 엄마들이 늘 겪게 되는 일 중 하나는 여러 가지 민간요법이나 치료기관에 대한 소개이다. 길을 나가도 누구에게나 듣는 '어디가 좋다' '무엇을 해봐라' 하는 조언들이 아토피아이를 둔 엄마들에게는 참 받아들이기 쉽지 않은 일 중 하나이다.

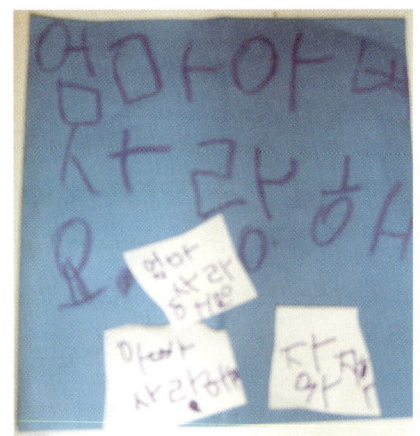

지후가 쓴 편지

대부분 아이를 생각해서 하는 말이라고 하겠지만, 늘상 겪게 되는 엄마들은 쉽지가 않다. 왜냐하면 지금 우리나라에는 수없이 많은 민간요법과 치료법들이 난무하고 있고, 어느 것 하나 검증된 것이 없기 때문이다. 더구나 아토피의 개별성 때문에 다른 사람에게 좋다고 해도 누구에게나 다 맞는 것이 아니기 때문이기도 하다.

그 많은 치료방법들을 다 시도해보다가는 아이가 어느 지경에 이를지 모를 일이고 그 고통은 고스란히 아이와 엄마에게만 돌아간다.

그렇기 때문에 얘기해주는 사람의 성의를 생각해서 무조건 시도해보기에는 너무나 무모한 점이 있다는 것을 이야기하면서 그분들의 이해를 부탁드리고 싶을 정도이다.

그런 상황들을 잘 알기에 나는 나의 시댁에 고마움을 갖고 있다.

긴 시간 지후를 바라보시면서 왜 마음이 안타깝지 않으셨을까만은 시부모님이나 시아주버님은 내게 부담을 주지 않으셨고, 오히려 나의 선택을 믿어주고 마음으로 같이 해주셨다.

때로는 시댁 가족은 물론 시이모님께서도 물질적으로도 도움을 주셨고, 주변에서 들려오는 많은 정보들을 알려주고 싶으셔도 많이 걸러내어 주셨다. 슬그머니 신문을 스크랩해서 그저 넘겨주실 뿐 뭐라 말씀하지 않아 주셨다. 내가 그 조언들을 다 받아들이지 못해도 내 마음부터 살펴주셨던 일들이 많았다.

초기에 병원을 선택하고 긴 시간 치료를 하면서도 시아주버님은 '아이의 엄마가 잘 고려해서 신중하게 선택하였을 것'이라며 시부모님의 걱정을 덜어주기도 했다고 한다. 그런 가족의 섬세한 배려가 없었다면, 내가 과연 이렇게 견딜 수 있었을까 자문해 본다. 아토피아이를 키우는 다른 엄마들과 이야기를 나누면서 오히려 가족들 때문에 더 힘들어 하고, 더 스트레스를 받는 경우를 많이 보았다. 그러면서 새삼 나는 정말 복이 많다고 생각해 본다.

이렇게 마음을 정리하면서 그분들의 존재와 기도가 내게 큰 도움이 되었음을 다시 생각하며 깊은 감사의 마음을 꺼낸다.
그리고 다른 아토피환자와 그 가족들 모두 한마음으로 서로를 위로하고 격려하고 믿어주어서 또 다른 아픔까지 갖지 않기를 바래본다.

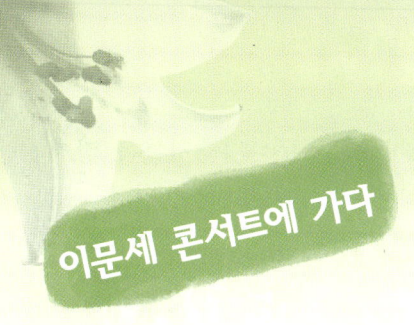

이문세 콘서트에 가다

　5년간 지후를 키우며 영화 한편 보기 힘들만큼 난 나의 생활이 없었다. 내 밥을 챙겨먹을 시간도 없었고, 퍼머를 한다거나 피부를 가꾼다거나 옷을 사는 등 일반적인 주부로서의 삶은 나에게 허락될 수 없었다. 늘 피곤에 지쳐있고 온 정신은 지후에게 향해 있으며, 지후가 심해지지 않도록 늘 긴장하는 삶을 살았다.
　그런 내가 지후가 유치원을 다니면서, 캐나다에서의 삶을 준비하며 문화센터에서 머리 깎는 것도 배우고 영어와 수지침도 배우게 되었다.
　오전의 짧은 시간이지만 조금씩 내 시간이 생겨간다.

　남편은 그런 나의 삶을 보상이라도 해주듯 이문세 콘서트 티켓을 끊어주었다. 10년 전부터 가고 싶었지만 늘 꿈만 꿔오던 콘서트였다.

　그날은 바로 지후의 생일이었다.
　하지만 난 지후에게 엄마가 지후 낳느라 고생했으니까 놀다 오겠노라고 야심차게 인사를 하고 집을 나섰다. 지후는 하루 종일 제일 좋아하는 아빠와 신나게 놀며 생일을 만끽했다.

이문세의 노래를 들으며 난 다시 옛날로 돌아간 듯 모든 시름을 잠시 내려놓았다.

쉰이 가까운 나이에도 열정을 쏟아내며 사람들에게 즐거움을 주는 그가 대단해보이기도 했다. 그 역시 쉰이 다 된 자신도 끝없이 도전하며 이렇게 살아가노라고, 자신의 모습을 보고 조금이라도 용기를 얻었음 좋겠다는 바람을 이야기한다. 난 그동안의 모든 스트레스를 날리듯 그렇게 신나게 뛰어놀며 노래를 불렀다.

소리를 외치고 손을 흔들었다.

후 ~ 하고 모든 시름이 날아간 듯했다.

콘서트를 마치고 강남의 밤거리를 다녀보기도 했다.

이쁜 카페에서 로얄밀크티를 마셨다. 카페에서 차 한잔을 마시는 일상도 내겐 꿈이었을 뿐이었는데. 그동안 해보고 싶었던 모든 것을 한 것 마냥 지후를 잠시 잊고 그 모든 것을 가슴 깊이 느꼈다.

몇 해 전 남편이 내게 엄마의 날을 주겠노라고 하루를 내 시간으로 선물한 적이 있었다. 그땐 막상 집을 나오니 갈 곳이 없었다. 결국 서점에서 내가 좋아하는 인테리어책을 실컷 보고 점심을 사 먹고는 집으로 돌아왔다.

집에 와보니 지후상태가 말이 아니었다. 보습도 안 되어서 온통 건조하기 짝이 없었고 먹거리도 제대로 챙겨주지 못한 상태였다. 그 이후 엄마의 날은 없었던 일이 되고 말았지만, 이제는 내 남편도 제법 지후를 잘 돌보게 되었다. 지후도 아빠와의 시간을 즐거워하고 가끔은 나도 이렇게 내 시간을 가질 수 있을지도 모르겠다는 희망도 생긴다.

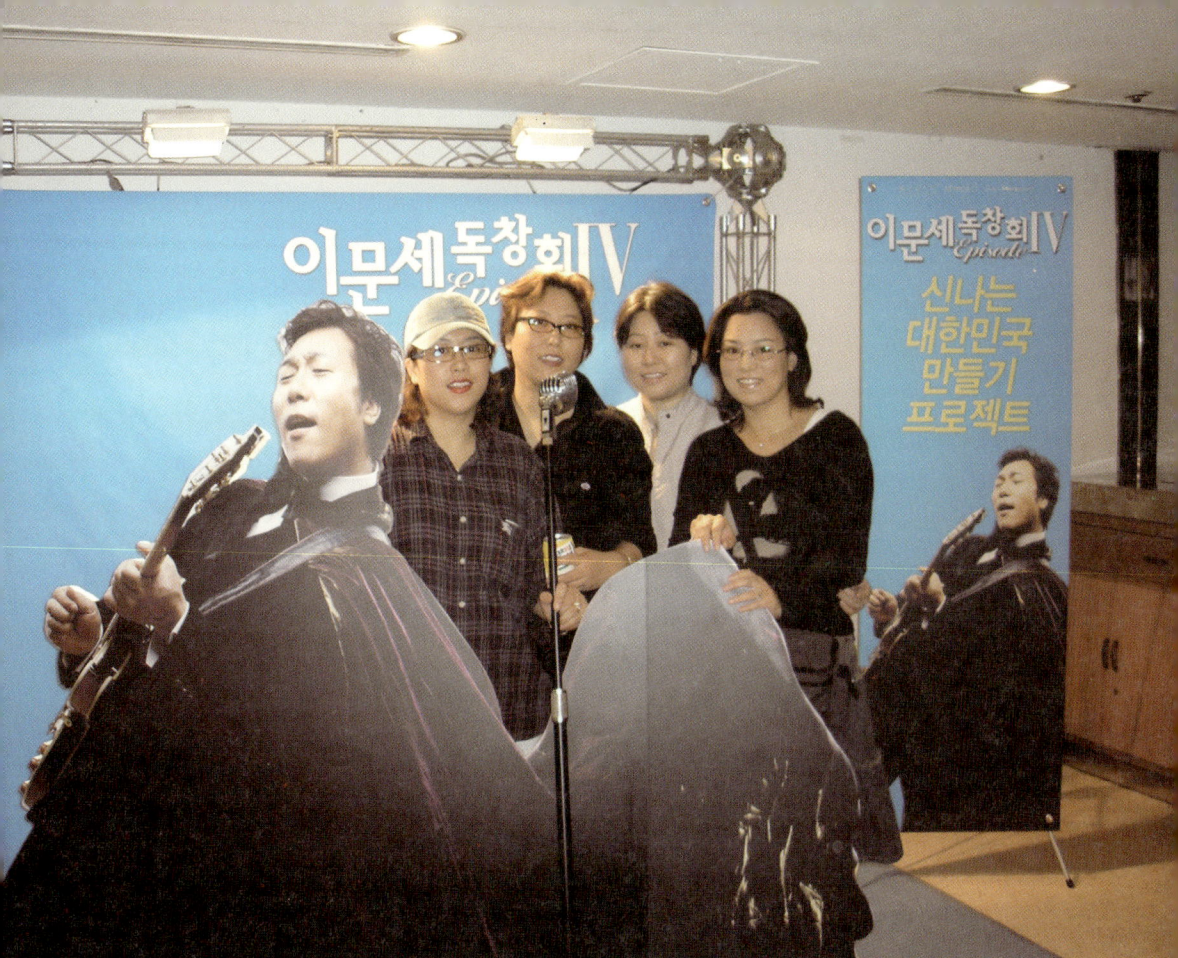

이문세 콘서트에서

아마도 남편이 신혼 초에 내게 선물했던 유럽배낭여행이 내게 좋은 추억의 미소가 되었듯이, 결혼 10주년을 바라보는 지금, 내게 선물한 이문세콘서트 티켓 역시 아주 깊은 감동으로 자리잡을 것 같다.

그리고 앞으로 우리 부부는 또 그렇게 10년씩, 10년씩 우리의 추억과 감동을 만들어 갈 수 있으리라는 기대를 해본다.

아토피 마음사랑

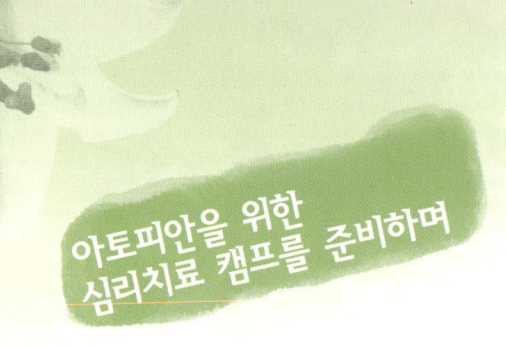

아토피안을 위한 심리치료 캠프를 준비하며

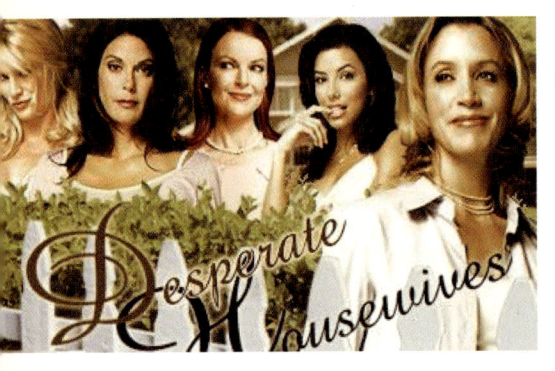

부시여사의 조크로 유명해진 미국의 드라마 <위기의 주부들>을 보면 이런 장면이 나온다.

부자였던 가브리엘이 파산하여 수도관을 고칠 돈이 없자 여러 핑계를 대며 친구들의 집에 가서 욕실을 사용한다. 그때 브리가 묻는다. "가브리엘 무슨 문제가 있지?"

자존심 강한 가브리엘은 "진정한 친구라면 때론 친구의 곤란함을 모른척 해주는 것이 더 좋아. 내가 너의 남편의 외도를 모른척하는 것처럼…"

아토피를 앓는 사람들이나 가족들은 이 대사에 절실하게 공감한다.

아무 도움도 주지 못하면서 이런저런 이야기로 아는 듯 돕는 듯 걱정하는 듯 이 상황들이 얼마나 우릴 더 힘들게 하는지를…

때론 속으로는 어떨지라도 아무렇지도 않게 다른 사람과 똑같이 대해 주는 것이 더 좋다는 것을 알게 되었다.

다음날 브리는 가브리엘에게 골프회원권을 판 돈이 있다며 봉투를 건네준다. 그리고 "진정한 친구라면 때론 친구의 도움을 받을 줄도 알아야 해"라고 말한다. 가브리엘도 그 도움을 고맙게 받는다.

이제 아토피안을 위한 캠프를 준비하며 이 대사를 생각하게 된다.
나 역시 다른 사람의 도움을 받는 것에는 익숙치 않고 내심 불편했던 시절도 있었지만, 지후를 키우며 부모님 뿐만 아니라 시이모님의 도움도 받고 많은 이들의 기도와 도움을 받게 되었다. 그리고 감사한 마음으로 도움을 받을 줄 아는 것 역시 필요하다는 것을 배워갔다.

때론 진실된 마음으로 도와 줄 누군가가 필요하다.
우린 연약한 존재들이기 때문이다.
문화일보와 환경재단, E.P Group 그리고 자원봉사자와 많은 사업체들이 우리를 도울 것이다.
그리고 나 역시 모르는 척 하지 않고 아토피안을 돕기로 했다. 서로를 가장 잘 아는 사람끼리 돕기로 했다. 그래서 열린 것이 아토피환자와 가족을 위한 심리치료캠프이다. 아토피환자와 가족에게 절실한 것은 물론 당연히 아토피의 치료이다. 그래서 아토피 치료제가 연구되어야하고 개발되어야한다. 하지만 또 절실히 필요한 것은 심리적 안정감을 얻는 것이다. 내가 지후를 키우며 겪었던 우울증과 심리적 불안정, 그리고 지후가 겪었던 심리적 손상은 조금만 따뜻하게 매만져줘도 훨씬 수월해 질 수 있는 문제였다.

그러나 심리적 안정이 아토피 치료에 큰 역할을 하지만 우리나라 사람들 대부분의 인식이 심리치료에 대해 부정적인데다 치료비 역시 만만치가 않다. 그래서 아토피안들이 염려하지 않고 쉴 수 있도록 시설을 갖추고 그들을 맞이하고 싶었다.

심리치료에 대한 인식의 전환으로 그들을 돕고 싶고, 그리고 그들에게 그들도 날 수 있다는 것을 알려주고도 싶었다. 한 걸음만 움직이면 그들도 날 수 있다는 것을.

절벽 가까이로 나를 부르셔서 다가갔습니다.
절벽 끝에 더 가까이 오라고 하셔서
더 가까이 다가갔습니다.

그랬더니 절벽에 겨우 발을 붙이고 서있는 나를
절벽 아래로 밀어버리시는 것이었습니다.

물론 나는 그 절벽 아래로 떨어졌습니다.
그런데 나는 그때서야 비로소 알았습니다.
내가 날수 있다는 사실을..
- 로버츠 슐러

장소를 답사하고 아토피환자들이 불편하지 않게 세세히 신경을 썼다. 침구류도 진드기방지 커버를 사용하고 숙소도 나쁜 냄새가 나지 않은 곳으로 준비했다. 욕실에는 염소제거 샤워기를 설치하고 음식도 친환경재료로 화학조미료를 사용하지 않고 만들었다. 혹여 아이들에게 좋지 않을까 내 아이 지후와 미리 가서 묵어보기도 했다.

  밤에는 베갯잇에 라벤더를 묻혀주어 숙면을 돕고 엄마들이 쉴 수 있도록 아이들만의 놀이프로그램을 준비해두었다. 심리치료 선생님을 통해 엄마들의 마음을 풀어주고 집에서 아이들과 함께 할 수 있는 놀이치료법을 들을 수 있는 시간도 마련했다.

  그리고 무엇보다도 우리 엄마들 속에 응어리로 자리잡은 고통스러움들을 쏟아놓으려 한다. 그렇게 그들의 아픔을 함께하며 조금은 더 가벼워진 마음으로 집으로 돌아갈 수 있도록 해주고 싶다. 이제 얼마 남지 않은 캠프를 준비하며 이 캠프가 정말 많은 아토피환자와 엄마들에게 쉼을 줄 수 있기를 기도하는 마음이다.

  그리고 더 발전되어지면 성인아토피환자를 위한 심리치료캠프도 하려고 한다. 그 안에는 같은 아토피환자들의 도움이 엮어질 것이다.

  웅크리고 있는 많은 아토피환자들의 상한 마음을 다독여주고 서로에게 힘이 되어줄 것이다. 우리 안에서 우리의 움직임이 날개짓을 하면서 결국 우리는 날 수 있었다는 것을 알게 될 것이다.

  그 비상이 더 나아가 사회 속에서 희망이 되고 사회를 바른 길로 이끄는 견인차 역할을 할 수 있게 되리라는 기대도 해 본다.

  우리 안에서 시작된 이 움직임은 결국 우리 모두가 감당해야 할 과제로 귀착된다. 우리 모두가 아토피에 대한 지대한 관심을 갖고 환경을 지키고 잘못된 관행들을 바로잡으며 자연을 지키고 우리 몸을 지켜나가야 한다.

왜냐하면 아토피는 이제 몇몇 소수만의 문제가 아니기 때문이다. 아토피는 바로 나에게 그리고 내 주변에서 일어날 수 있는 일이기 때문이다. 그렇기 때문에 우린 아토피를 정복해 나가는 일에 힘을 실어주어야만 한다.

벌써 이번 캠프 건으로 인해 내가 만났던 사람들이 아토피에 대해 전혀 몰랐다가 새로운 관심을 보이기 시작했고, 연세상담실에는 아토피환자 전용 심리치료실이 마련되었다. 더 많은 아토피환자들이 저렴하게 안심하고 심리치료를 병행하며 아토피를 정복해 나갈 수 있게 되었다.

그리고 나의 꿈이지만, 기업 등의 민간차원에서 연구지원이 이루어질 수도 있을 것이다.

나는 꿈꾼다.

많은 아토피 환자들과 그 가족들이 편히 잠들고 편히 치료받을 수 있는 그 날을.

그리고 아토피환자의 수가 더 이상 늘지 않는 그 날을.

제1회 아토피아이와 엄마를 위한 심리치료캠프를 마치고

드디어 내가 꿈꾸던 아토피아이와 엄마를 위한 심리치료캠프가 시작되었다.

이번에는 문화일보와 환경재단의 아·천·사 프로그램과 연계하여 산림청의 도움을 받아 제1회 캠프를 열게 되었다.

분주히 점심 준비를 하던 내 눈에 산을 올라오고 있는 엄마와 아이들의 모습이 들어오기 시작했다.

큰 버스가 숙소까지 올라오지 못해 첫날부터 자연의 내음을 맡으며 걸어올라온 그들을 더 설레게 했나보다. 갑자기 많은 사람들이 한 식구가 되어 점심 식사를 하고 잠시의 휴식을 취한 후 아이들은 그들만의 공간으로 들어가 놀이를 시작했다. 아이를 깊이 사랑하시는 교회 사모님이 뜻밖의 좋은 날씨 속으로 아이들을 내보냈다. 아이들이 깊은 산 속의 공기와 호흡하는 동안 엄마들은 첫 만남의 시간을 가졌다.

연세심리센타 오승민 심리치료선생님이 오셔서 엄마들과 첫 만남의 시간을 진행해주셨다. 그리고 우리는 첫인사를 하기 위해 별명짓기를 시작

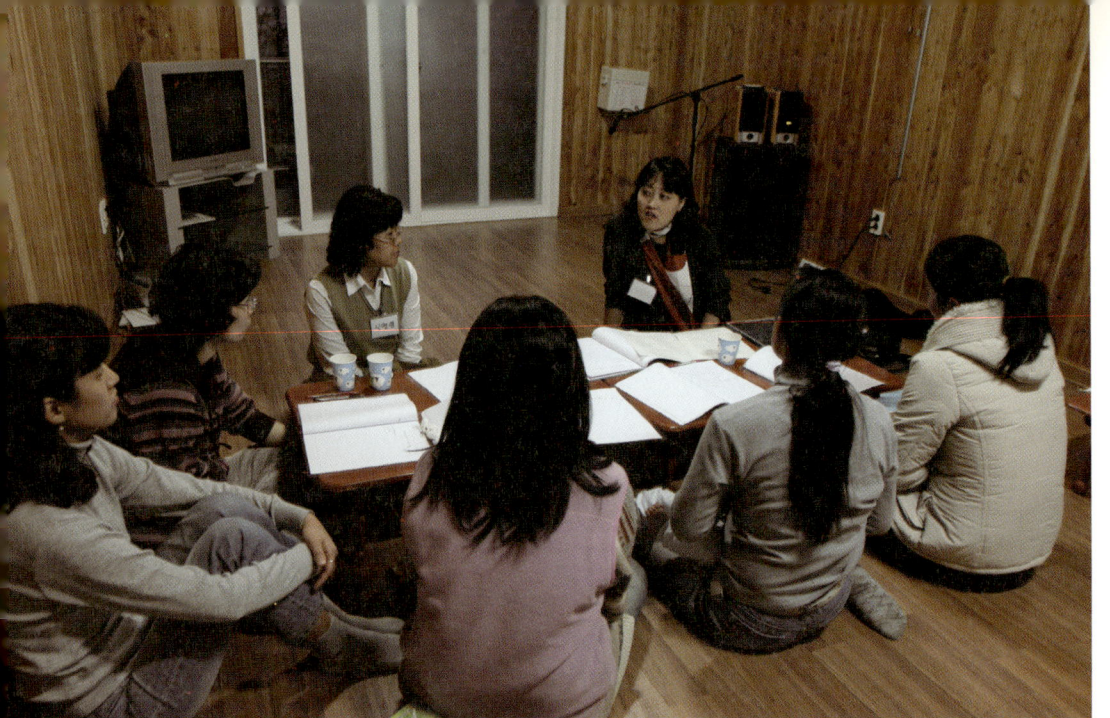

오승민선생님의 강의를 들으며

했다. 자신의 이름 대신 별명을 이름표에 적고 왜 그 별명을 지었는지 한 사람씩 설명해 나갔다.

나는 내 별명을 [꿈을 먹는 엄마]로 적었다.

나는 예전부터 꿈을 가지고 살아왔고 꿈을 가진 사람은 언젠가 그 꿈을 이룬다는 믿음이 있었다. 그리고 오늘 그 꿈의 일부를 이루며 이 자리에 있게 되었노라고 소개를 했다. 그러자 한 엄마가 나의 긴 별명을 줄여주었다. [꿈쟁이]라고 그리고 나 역시 그 [꿈쟁이]가 좋았고 모두들 좋아해 주었다.

내 옆의 엄마는 [뽀샤시]라고 이름지었다.

아이가 아토피로 온통 거친 피부를 지녔을 때 뽀샤시한 피부가 되기를 그렇게도 소원했었고, 드디어 요즘 치료를 받으며 음식도 잘 먹어서 뽀샤시해진 아이의 피부를 만지게 되니 자꾸 만지고 싶고 너무 행복하다며 두 눈에 눈물을 글썽였다. 그 행복을 말하는 엄마의 표정은 아직도 잊혀지지가 않는다.

다음 엄마는 [긍정적인 엄마] 라고 지었다.

아무리 어려운 상황이더라도 긍정적인 마음을 잃지 않으려 한다며 9년 만에 낳은 늦둥이 아이가 아토피로 고생하면서 잠도 잘 수 없고 매일 속상해 하는 아이를 보면 마음이 너무 아프지만, 아이에게도 긍정적인 마음을 심어주려 애쓴다고 한다.

남들이 뭐라고 해도 아이에게 긍정적으로 말해주곤 했다며 그 가슴 아픔을 이야기했고 또 희망을 이야기했다. 그런 까닭일까 아이들의 심리테스트에서 [긍정적인 엄마] 의 아이는 가장 좋은 평을 받았다.

엄마의 마음가짐이 얼마나 중요한가를 알게 해준 엄마였다.

그리고 한 엄마는 별명을 [가을] 이라고 지었다.

결혼 전 낭만도 즐기고 가을도 무척 타던 엄마였는데 결혼 후 아이가 아토피가 되면서 가을이 어떻게 지나는지도 모를 정도로 정신없이 살아왔노라며 [가을] 이라고 지었다. 그런데 작년부터 아이가 호전되어 올해에는 가을을 비로소 느끼게 되었다고 한다. 그럼에도 불구하고 아토피 아이이기 때문에 더 잘 키워야 한다는 중압감이 너무 크다고 여전히 힘들어하는 그 엄마. 그리고 이제야 그동안 가졌던 죄책감에서 조금이나마 벗어나게 되었노라고 가슴을 쓸어내렸다.

그 엄마는 그렇게 가을을 느낄 수 있을 만큼 아이가 호전되었나면서도 다른 엄마의 넋두리에 제일 먼저 눈물을 쏟아냈다.

그만큼 아토피아이를 키우는 세월이 우리의 가슴을 아프게 한다.

또 한 엄마는 [스마일] 이라고 했다.

예전부터 늘 잘 웃는다는 얘기를 들었지만 아토피 아이를 키우며 정말 마음 속 깊이 웃어보았는지 회상하는 그 엄마는 아토피 아이를 키우며 찍었던 예전 사진에 여전히 웃고 있는 모습을 보면, '그때 정말 무슨 마음으로 웃으며 사진을 찍었나' 생각하게 된다고 한다. 하지만 아토피라는 강을 건넌 후, 아토피로 인해 더 힘든 발달장애라는 긴 강을 건너야 하는 이 시점에서는 오히려 감사하게 되었노라며 이제는 웃을 수 있다고 말해주었다.

아토피아이에게 다 집중하며 그동안 큰아이와의 관계, 남편과의 관계가 너무 소원해졌었다며 이제는 큰아이와 남편과의 관계를 위해 더 애써야 한다고 했다.

그 엄마의 가슴아픔의 깊이가 어떠하리라는 것은 이미 짐작할 수 있었다.

그리고 한 엄마는 [동아] 라고 별명을 지었다.

봄이 오려면 반드시 혹독한 겨울을 지나야 하듯이 지금은 자신이 겨울의 아이라고. 여러 어려움이 있고 아이가 아토피로 힘들지만 이 겨울은 봄을 준비하는 과정일 뿐이기에 이제 다가올 봄을 기대하노라고…

그 말을 하는 엄마의 얼굴에는 희망의 의지가 강하게 있었다.

그래서 그 엄마의 겨울이 곧 끝날 수 있으리라는 믿음을 갖게 했다.

내 별명을 깔끔하게 줄여주었던 그 엄마는 내가 보기에도 참 지혜로울 것 같은 엄마였다. 그리고 그런 엄마가 많은 다른 아픔과 함께 아토피아이를 키우는 모습이 내 가슴까지도 아프게 했고, 캠프 뒤에도 여전히 내

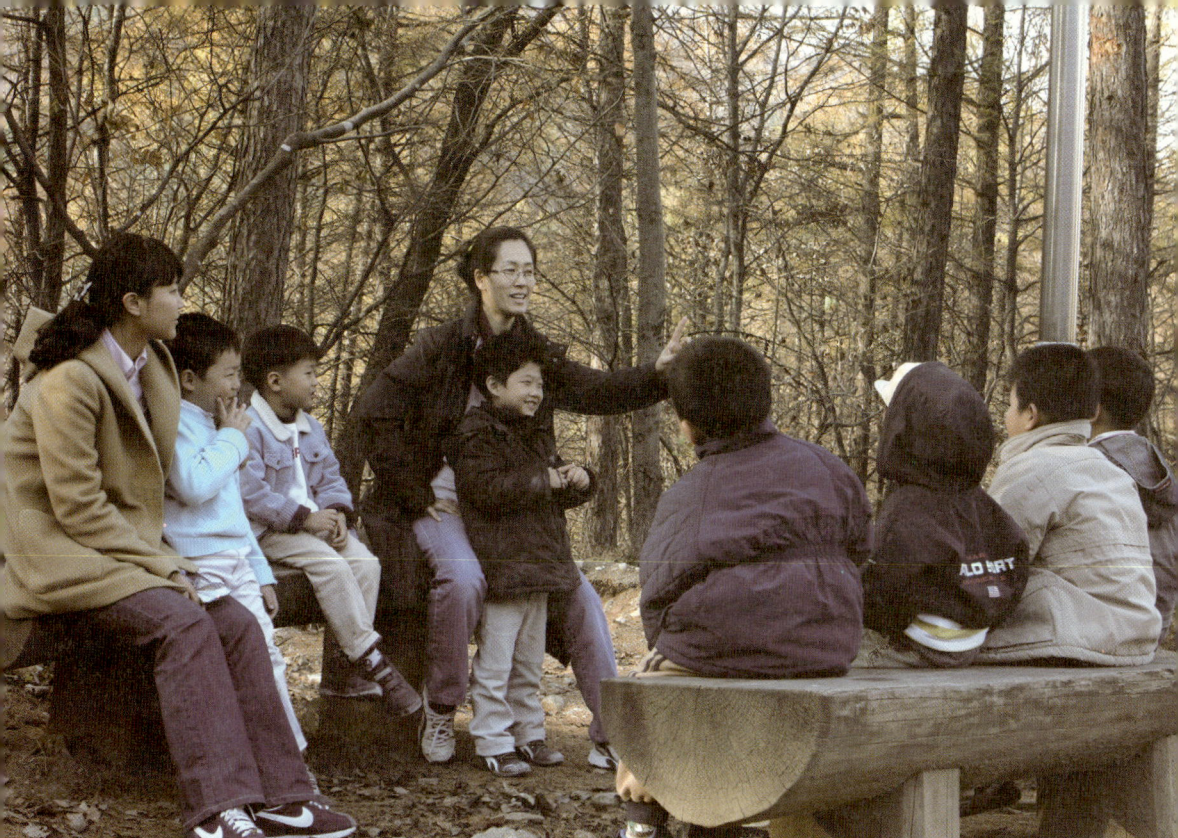

숲에서 즐기는 아이들

머릿속에서 지워지지 않고 아픔으로 남아있다. 그리고 나 역시 그 엄마의 겨울이 속히 끝나길 간절히 기도하게 되었다.

또 한편으로는 아토피로 고생하는 아이와 함께 지낼 수도 없는 어려운 사정을 가진 엄마도 있었다. 아이를 친정어머니께 맡기고 일을 하기 위해 아이와 떨어져 지내야 했다. 아이의 고통을 옆에서 지켜주지 못하는 그 마음이 오죽할까 싶어 우리 모두 가슴이 아팠다.

더구나 단 하루의 밤이라도 아이들과 지내려 힘들게 캠프에 오게 되있고 다음날 아침 일찍 그곳을 떠나야 했다. 그 엄마는 그 자신이 되고 싶어서일까 별명을 자신의 이름 그대로로 하고 싶다고 했다. 한참을 마음 문을 못 열던 그 엄마의 마음이 전해져 오는 것 같아 가슴이 아팠다.

 첫 만남. 첫 시간에 그동안 겪었던 이야기들을 나누며 서로의 아픔을 위로하고 눈물을 닦아내며 마음의 문을 열어갔다. 다른 엄마의 이야기가 바로 나의 이야기이고 우리만큼은 그 마음을 깊이 느낄 수 있었다. 나만 힘든 게 아니라는 위안과 또 나보다 더 힘든 사람도 있다는 것을 보면서 마음속으로 미안해 하며 위로를 받기도 했다. 이야기를 이어가지 못할 만큼 감정이 드러나기도 했고 그렇게 잠시 동안 서로 울곤 했다.
 그리고 아이와 엄마의 애착과 아이의 정신건강이 학습에 미치는 영향에 관한 선생님들의 강의를 들으며 엄마로서 아이에게 어떻게 해주어야 할까라는 고민을 하게 되었다. 한편으로는 아이에게 향한 미안함을, 또 한편

이동희씨의 가야금 음악회

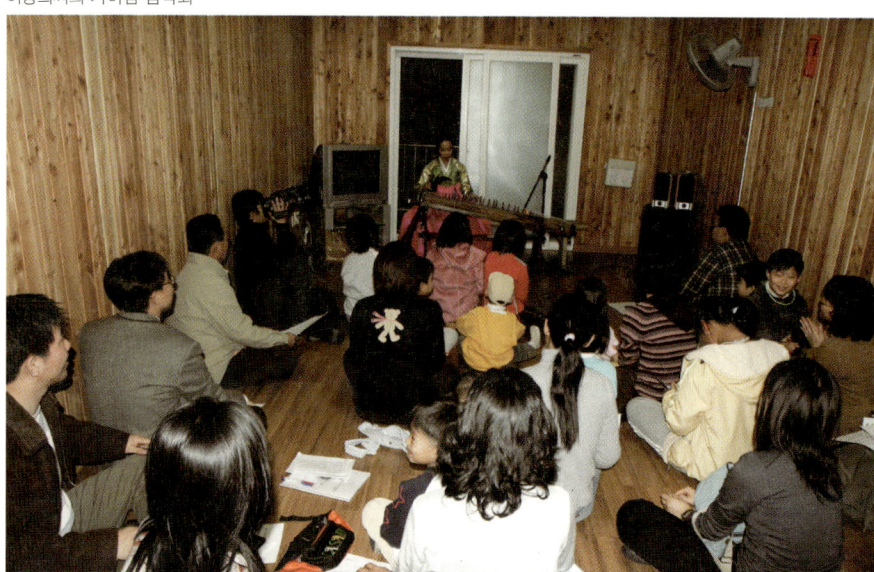

서울대 국악과 가야금을 전공한 이동희씨의 공연이었는데, 저녁도 들지 않고 연습을 하며 프로다운 준비를 해준 이동희씨가 우리에게 가져다 준 기쁨의 시간은 정말 값진 것이었다. 고운 한복차림의 가야금 연주는 우리를 평화 속으로 데려가 주었다. 이동희씨의 앨범 [천년 松의 노래]에 나오는 노래를 함께 부르며 자연을 느낄 수 있었다. 아이들은 엄마의 무릎에 앉아 밝게 웃으며 흥겨워하였고 엄마들은 오랫만에 느껴보는 기쁨과 여유를 맛보게 되었다.

깊은 숲속에 가야금 연주가 울려 퍼지고 아이들의 웃음소리로 가득 메워질 무렵 첫 날의 밤을 맞이하였다.

엄마들은 염소제거기를 설치한 물로 아이를 씻기고, 진드기커버를 씌운 침구에 숙면을 돕는 아로마 오일을 발라놓고 아이를 재울

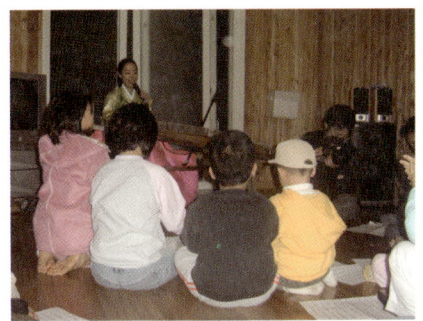
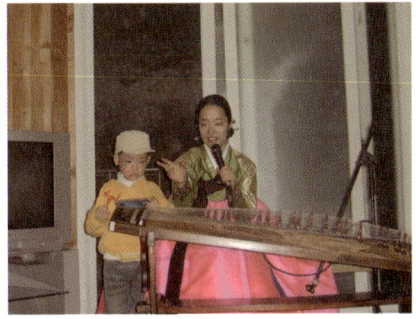
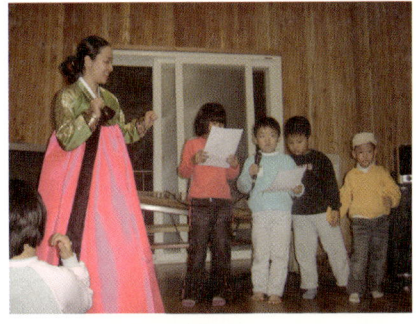
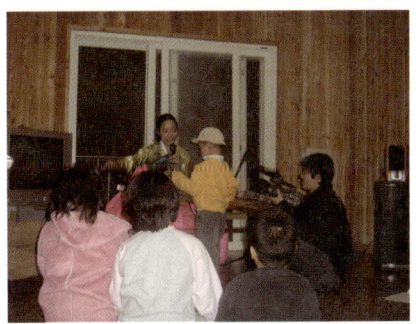

수 있었다. 숲속의 고요한 밤은 설렌 캠프의 첫날을 조용히 마감해주었다.

그리고 다음 날 아침 밝은 웃음을 지으며 서로를 볼 수 있었다.
우린 아침을 먹고 숲 해설을 듣기로 했다.
산림청에서 제공해 준 숲 해설을 들으며 아이들은 1시간이 넘도록 숲속에서 나무와 자연을 배우고 산책을 했다. 엄마들은 초반에 아이들과 함께 산책을 하다가 숙소로 돌아와 그동안의 아토피아이를 키우던 시간들을 정리하며 수기를 쓰고 아이에게 전하는 마음을 글로 써보았다.

1박 2일이 너무 짧았고 그렇기에 너무 아쉽다는 엄마들의 마음이 충분히 공감이 되었다. 나 역시 다음 캠프부터는 최소 2박 3일의 일정으로 더 심도있게 심리치료부분을 다루리라 마음먹었다.
마지막 모임을 가지며 우리가 아이에게 조금이나마 도움을 줄 수 있는 방법을 이야기했다.
아주 사소하지만 우리가 아이에게 칭찬해주고 과하다 싶을 만큼 사랑해주고, 또 그 아이의 의견을 물어봐주고 그 의견을 존중해 주곤 하면 반드시 아이들도 자존감이 높아지리라고 생각한다.
그리고 우리가 이렇게 배운 것을 통해 아이의 마음을 좀 더 보듬어줄 수 있다면 우리의 아토피 아이들이 마음의 상처들을 조금이나마 치유해가리라고 생각했다.
엄마가 바뀌는 것이 정말 중요하다.

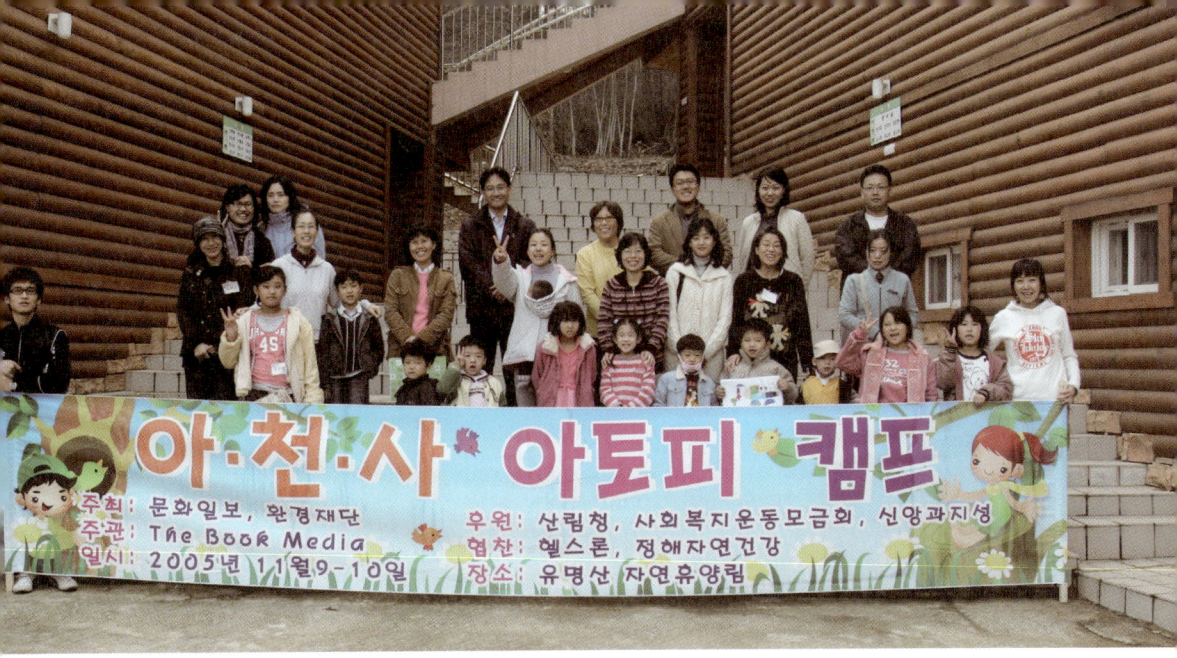

캠프를 마치며

　이렇게 마지막 엄마모임을 마치고 모두들 마당에 모여 엄마와 아이가 함께 보물찾기를 했다. 작은 선물을 나누며 이렇게 짧게 끝나버린 캠프에 대한 아쉬움을 뒤로하고 그들을 떠나보냈다.

　스텝들과 내 가슴속에는 무언가 뜨거운 기운이 올라왔다.
　"우리가 참 좋은 일을 한거구나 내가 어떻게 해서 이 일을 하게 되었을까 가슴이 벅차올라요."
　나의 사촌 시동생이기도 한 E.P Group 이상우 실장은 처음 나누었던 계획대로 보람된 일을 시작했다.
　서로를 도우며 느낄 수 있는 행복이 세상에서 가장 행복한 감정인 것 같다. 캠프를 준비하며 몸도 마음도 많이 지치고 힘들었었는데 그 모든 것이 이렇게 맑게 정화되고 벅찬 감격을 가져다주었다.

모두들 몸을 사리지 않고 아무도 불평하지도 않고 그 힘든 일들을 묵묵히 웃으며 해주었다.

봉사의 마음이 없다면 누가 그렇게 할 수 있었을까.

난 이번 캠프를 하면서 한없이 이 캠프를 도운 손길들에 감사함을 느꼈다. 캠프를 준비함에 있어 여러분의 도움이 있었고 그 도움의 손길을 보면서, 정말 다른 이들을 위한 삶에 준비되어 있는 사람들이 우리 사회에 많이 있다는 사실을 몸으로 느낄 수 있었다. 그것 역시 내겐 희망의 메시지였고, 아직도 우리 사회가 따뜻하다는 것이 가슴 뿌듯하게 했다.

이사로 바쁘신 중에도 기꺼이 도와주셨던 진드기방지침구류를 만드시는 헬스론의 황길연 사장님, 아토피박람회에서의 첫 만남에서 아무조건도 없이 흔쾌히 염소제거기의 협찬을 허락하셨던 정해자연건강의 박정호 사장님, 그리고 정말 중요한 심리치료부분을 그 바쁘신 중에도 열심히 준비해주셨던 오승민 선생님과 김붕년 소아정신과 선생님, 멋진 가야금 음악회로 우리의 마음을 따뜻하게 해주신 이동희씨, 아이들과 캠프 내내 신나게 놀아주시고 보듬어주신 차영미 사모님과 이소진씨 그리고 열심히 애쓰신 환경재단 스텝들과 몸을 사리지 않고 뛰어다닌 E.P Group 의 스텝들, 정희정 기자님, 또 아무 댓가 없이 음식봉사를 해주신 내 둘째언니.

이 지면을 통해 진심으로 감사의 마음을 드린다.

이제 앞으로 진행될 캠프가 더 얼마나 많은 엄마들과 아토피환자들에게 마음의 쉼을 줄지 기대하며, 천천히 그리고 더 열심히 준비해 나가려고 한다.

마음을 나누고 마음의 아픔에 대해 도움을 받을 수 있는 홈페이지를 만들 것이고, 또 책을 통해 생활에 작은 도움을 드릴 수 있기를 바라며 이 책의 수익금을 통해 어려운 많은 이들을 도울 수 있기를 기대한다.

그리고 내가 캐나다에 가서 준비할 해외캠프에 대해서도 큰 기대를 품어본다. 시작은 비록 미약할지라도 그 나중이 창대하리라는 성경의 말씀처럼, 나의 시작은 미약하지만 하나님이 함께 해주실 것이기에 나와 이 캠프의 나중도 역시 창대해지리라 소망해본다.

성경에 보면, 몸과 마음이 지치고 탈진해버린 엘리야가 로뎀나무 밑에서 하나님이 주시는 음식을 공급받으며 쉼을 얻고 힘을 얻어 다시 하나님의 일을 멋지게 해내는 장면이 나온다.

나 역시 몸과 마음이 지치고 탈진한 많은 아토피안들과 가족들에게 몸과 마음의 쉼을 주는 로뎀나무가 되고 싶다.

그리고 이 일을 하게 하신 하나님께 감사를 드린다.

또 아토피를 겪으며 그저 한 여자인 나를 강한 엄마가 되게 하고 다른 이를 돌아볼 줄 아는 엄마가 되게 한 지후에게도 고맙다는 말을 하고 싶다.

지난 한 달간 바쁜 엄마 때문에 외로웠던 지후를 위해 캠프가 끝나자마자 이벤트를 진행해주었다. 내 몸은 캠프를 마치자마자 너무 힘들었지만 같이 신나게 놀아주고 함께 에버랜드에 가서 그토록 보고 싶어 했던 이솝빌리지도 보여주었다.

엄마와 노는 시간을 그렇게나 좋아하는 모습을 보면서 어찌나 미안했는지 모른다. 잠 든 지후의 얼굴을 보며 '미안해 지후야'라고 얘기해주고 얼굴을 매만져준다.

이제 지후는 다음주부터는 집먼지진드기 내성치료에 들어간다.

40일간의 긴 싸움이 될 내성치료를 앞두고 내 마음은 두려움과 설레임이 있다. 치료초반에 악화될 정도가 어느 정도일지 몰라 그저 지후가 잘 견뎌주기만을 바랄 뿐이다. 그리고 내가 잘 견뎌주기만을 바랄뿐이다. 그 긴 터널만 지나면 내성이 생기며 지후가 집먼지진드기에 대해서도 자유로와지겠기에 설레이는 마음으로 기대해본다.

나는 늘 터널을 지난다.

어떤 때는 암흑 같기만 했지만 단지 긴 터널이었을 뿐 늘 그것은 터널이었다. 조금만 더 가면 희미한 불빛이 보이곤 했다. 그리고 그 불빛을 향해 더 달려가면 빛은 점점 더 밝아졌고 이내 터널을 통과하곤 했다. 나와 지후는 또 다시 터널 속으로 들어간다.

그리고 40일이 지난 후 터널밖에 있게 될 것이다.

어쩌면 40일보다는 길어질지도 모르지만 그래도 터널을 싫어하지 않는다. 곧 통과되어 빛으로 나올 것을 알기 때문이다.

가끔 몇 개의 터널이 우리에게 다가오기도 하지만 늘 우린 그것을 통과할 것임을 알기 때문에, 그 터널은 암흑을 우리에게 가져다주지만 곧이어 소망도 가져다준다는 것을 잊지 않기를 바란다.

아토피 환자와 가족이 겪는 심리적 상황들

지후의 아토피를 겪으면서 또 인터넷 사이트에서 여러 다른 엄마들의 글들을 접하게 되면서 내가 관심을 갖게 되는 분야는 심리적인 부분이었다. 지후 역시 심리적으로 많이 힘들었었고 나 역시 그랬다.

그래서 심리적인 부분을 돌봐주면 아이의 마음은 물론 아토피의 호전에도 도움이 되는 것을 느꼈다.

실제로 몇 년 전 내가 인터넷을 검색할 때 얻은 정보로는 많이 웃으면 몸에서 감마인터페론이 나온다는 것이었다.

지후에게도 절실히 필요한 감마인터페론은 면역학적 균형을 이루게 하는 주요 치료법 중 하나인데, 그것이 웃으면 나온다고 하니 많이 웃게 해 주는 것이 필요하다는 생각을 한다.

그리고 순간순간 겪는 상황들에 대해 조금이라도 아이에게 도움이 될 수 있는 방법이 무얼까 고민해보기도 하면서 몇 가지 상황들을 정리해보았다. 그리고 그 질문들에 대해 심리치료전문가의 의견을 들어보았다.

심리치료파트는 아이의 기질이나 상황, 성격 그리고 부모의 성격이나 여러 가지 환경적인 부분들에 의해 그 반응과 해법이 다 다르기 때문에 일

괄절으로 '무엇이다' 라는 방법을 제시할 수 없는 한계가 있다. 그렇기 때문에 심리치료선생님 역시 많이 고민하시며 조언을 해 주셨다.

하지만 기본적으로 아토피 아이와 그 가족은 우울감을 가질 수 있는 확률이 높으며, 아토피 아이는 자존감이 낮은 특성이 있다.
그 때, 부모는 아이의 자존감을 높여주고 기분을 좋게 해줄 필요가 있다는 것에는 이의를 제기할 수 없을 것이다.
그 방법 중 하나는 수용과 긍정이라고 볼 수 있다.
아이가 존중받고 있다는 것, 받아들여지고 있다는 것을 표현해주어야 한다. 어떤 사소한 일에도 아이의 의견을 물어보는 것, 그리고 가능하다면 아이의 의사를 수용해주는 것, 그렇지 못할 때 상황을 설명해주는 것, 절충점을 함께 찾는 것, 칭찬을 많이 해주는 것, 아이의 감정을 읽어주는 것 등 일상생활에서 해줄 수 있는 부분들을 신경 써서 하다보면 아이는 금새 자존감이 높아질 수 있다.
그리고 아토피는 치료될 수 있으며 아이는 소중한 존재라는 것을 부모는 물론 아이에게 표현해주어야 할 필요도 분명히 있음을 느낀다.
또한 부모가 아이로 인해 주눅 들어 있거나 자신이 없어져도 안된다는 것을 다시 한번 생각하게 되었다. 부모의 모습은 그대로 아이에게 전달되기 때문에 부모가 변할 때 아이는 더 많이 변할 수 있다는 것을 보아왔고 느껴왔다.

가끔 나 자신의 표정을 떠올려본다.
내가 웃고 있는가. 내가 심각한 표정을 짓고 있는가, 지후가 아토피가 심해졌을 때 나도 모르게 나의 표정은 늘 심각하고 힘들어보이곤 했던 것을 나중에야 알게 되었다. 그리고 그런 내 표정을 바라보고 있는 지후의 마음을 생각해보면서 내 표정이 밝아져야 하고, 내 마음이 편해져야 한다는 것을 느끼게 되었다. 그것은 아픈 아이를 늘 바라보는 엄마에게 결코 쉬운 일이 아니지만 아이를 위해서라면 나는 다시 변해야 한다고 생각한다. 조금이라도 노력해야 한다고 생각한다. 오늘도 나는 반성을 하고 아이에게 미안하다. 그리고 한번 더 웃어주려고 한다.

다음의 사례와 글들을 보면서 나 자신에게는 어떻게 적용시킬 수 있을지 함께 고민해보고 싶었다.

1. 아이가 긁을 때 엄마의 태도와, 이로 인한 아이와 엄마가 겪는 심리적 충격

아이가 긁는 일이 반복되면서 엄마는 이중적인 행동을 하게 됩니다.

우선은 긁는 아이를 보는 것은 견딜 수 없이 마음이 아픈 일입니다. 아무런 도와줄 방법도 없고 그저 보습제를 발라주고 시원하게 해주고 여러 가지 방법을 써보지만 여전히 긁어대는 아이를 보면서 가슴 아픔이 도를 넘어서면, 아이에게 '긁지 말라'고 소리를 치거나 심지어 어떤 경우는 아이를 때리기도 한다고 합니다.

물론 아이가 상처가 나고 자신의 몸에 해롭게 되기 때문에 그런것이지만, 긴 시간 아토피 아이를 키우면서 가족 역시 심리적으로 지쳐가기 때문이기도 한 것 같습니다. 아이의 긁는 소리는 가족에게 심한 스트레스를 주게 되지요. 특히 자다가 깨서 긁으며 잠을 못 잘 때는 그 빈도가 늘면서 가족 역시 피곤함에 더 지치고 화를 내게 되기도 합니다.

이때 아이는 심한 죄책감에 사로잡히게 되지 않을까 생각합니다.

그리고 엄마는 곧 이어지는 좌절감과 죄책감으로 견디지 못하는 사례들을 보아왔습니다. 그런 경우 아이가 벽장 속에 숨어 긁는 경우까지 생길 정도로, 긁으면서 엄마의 또는 아빠의 눈치를 보게 되지요.

지후맘의 제안

보통 아이가 긁을 때 제가 사용한 방법은 아이의 마음을 읽어주는 것입니다.

초기의 제지로 긁는 것을 멈추게 할 수 없을 때 사용한 방법이지요.

'지후가 많이 가렵구나~ 상처 나지 않게 조금만 긁자. 아님 지후가 다 긁고 나면 엄마한테 말해. 엄마가 재워줄께.' 등의 아이의 마음을 읽어주는 말을 했을 때 아이가 오히려 가려움이 덜해지는 것을 느꼈습니다.

오히려 긁지 못하게 할 때 스트레스로 인해 더 가려워하는 것을 많이 보아왔습니다. 아이의 마음과 고통을 먼저 이해해주는 말을 하고, 몸이 상하지 않을 정도까지는 긁는 것을 허용하는 것도 필요하다는 생각을 합니다. 하지만 이때 그냥 방치해 두어서는 안되죠. 무심한 것처럼 아이를 긁게 놔두어도 세심히 아이를 살펴서 아이 몸이 상하지 않도록 시기를 보아 제지해야 합니다.

김명선 심리치료 선생님의 제안

　벽장 속에 숨어서까지 긁는 아이들의 고통스런 모습과 또 이중적으로 행동할 수 밖에 없는 어머니의 마음은 정말 읽는 이의 가슴을 아프게 하고, 하루 빨리 아토피를 호전시킬 수 있는 효과적인 치유법이 개발되기만을 진심으로 바라는 마음 간절합니다.

　아토피로 인한 아픔을 경험하는 아이들은 대체적으로 우울감과 낮은 자존감, 위축감, 무기력함, 불안 등 심리적으로 많은 어려움을 겪을 것이라 생각됩니다.
　위와 같은 상황에서 엄마의 이중적인 태도는 아이들에게 더더욱 중압감을 안겨줄 것이라 생각됩니다. 그러기에 위와 같은 상황에서 상당히 어려우시겠지만 아이를 위해 지후 어머니의 말씀처럼 아이의 마음을 읽어주는, 즉 어머니가 함께 고통을 공감해주고 있다는 것을 아이들이 느낄 수 있도록 배려하는 자세가 가장 우선시되어야 할 것 같습니다.
　고통을 공감해주고 그것을 극복하려고 애쓰는 아이에게 격려를 해준다면 상당한 힘을 불어넣어 줄 수 있으리라 생각됩니다.
　그러나 사실 이와 같은 방법이 얼마나 힘들지 압니다. 그러기에 전체 가족의 지지와 협력하는 자세가 상당히 중요할 것 같고 더 나아가 아토피로 어려움을 겪고 있는 어머니들과의 모임 등을 구성하여 정보를 교환하며 함께 극복해나갈 수 있도록 서로 격려해주는 방법들도 효과적인 방법이 될 수 있으리라 생각됩니다.

2. 외출 시 겪는 시선과 관심이 주는 스트레스

아이와 외출을 하면서 겪게 되는 스트레스는 그 도가 지나칠 정도로 심각합니다. 사람들이 쳐다보는 것은 기본이며 한사람 한사람 아이의 상태에 대해 물어봅니다.

놀라 비명을 지르는가 하면, '아이 얼굴이 왜 이래요?' '아이가 홍역에 걸렸나요?' 등 여러 가지로 질문을 던지고 곧이어 해법도 한 가지씩 가르쳐 줍니다. 어딜 가면 좋다, 무엇을 하면 좋다 등등
아이가족은 이런 일을 늘상 겪기 때문에 타인의 지나친 관심이 심한 스트레스를 줍니다.
심지어 다른 일로 병원에 가도 의사선생님으로부터 '아이를 왜 이렇게 만들었냐' 는 등의 핀잔을 듣기도 하고, 항상 주제가 아토피로 바뀌다보면 엄마들은 심한 죄책감과 수치심을 겪게 됩니다.
그런 까닭에 외출기피증이 생기거나 대인기피증이 생기기도 합니다.

관심을 보이는 사람에게 심하게 대응을 한다던가 하는 상태까지 되고 그런 변한 자신의 모습에 당황스러워하기도 하지요.
이런 감정은 아이에게도 전가가 되고, 아이 역시 그런 사람들의 시선을 느끼며 위축되기도 하지요.

지후맘의 제안

저 역시 이런 상황들이 저를 많이 변하게 하고 표독스럽게 만들기도 하는 등 심한 심리적 혼돈을 겪었습니다. 아이 역시 관심을 보이는 사람들로 인해 성격이 바뀌고 '저 아줌마 싫어'라고 하면서 무척 화를 내기도 했구요.

하지만 아이의 심리치료를 하면서 저 역시 마음을 비워가기로 했습니다. 때론 가급적 부딪힐 일이 없도록 함께 외출을 자제하기도 했고, 관심 갖는 사람들에게 일부러 '이제 많이 나았어요. 곧 좋아져요'라고 말하기도 했습니다. 아이도 듣고 있기 때문이죠.

또한 아이에게는 "사람들이 너에게 뭐라고 하는 건, 엄마가 네 친구 우현이가 감기 걸렸을 때 우현이 감기 걸렸구나, 빨리 나아라~ 그러는거랑 같은 거야. 너의 잘못이 아니고 사람들이 너를 걱정해 주는거야. 그래서 엄마는 아무렇지도 않아. 그러니까 지후도 아무렇지 않게 들을 수 있을까?"라고 얘기해주기도 했습니다. 아이가 무엇을 잘못했기 때문에 일어난 일이 아니라는 것을, 너의 잘못이 아니라는 것을 말해주었습니다. 그리고 다른 일로 찾아간 병원에서는 아토피에 관한 말씀을 자제해 주시기를 요청하기도 했습니다.

다른 질병으로 병원을 찾았다가 그런 일 때문에 진료도 못하고 불쾌하게 병원을 나온 적도 있거든요. 저 역시 죄인이 아니므로 위축되지 않고 당당히 요구하는 것이지요.

다행히도 심리치료 후 아이는 그런 관심에 무심해져 갔습니다.

하지만 사실 제 마음은 여전히 사람들이 시선과 관심이 편치는 않습니다. 아이보다는 어른이 더 시간이 오래 걸리나 봅니다.

김명선 심리치료 선생님의 제안

아무래도 표면상으로 보여지는 아토피안의 상황들로 사람들의 시선을 집중시킨다는 것은 안타깝지만은 우리의 현주소입니다. 위 이야기처럼 아토피를 겪음으로 인해 고통 받고 있는 아동과 가족들이, 사람들의 이목과 무심한 발언들로 인해 받을 심리적 폐해를 생각해보면 우리의 편견적 자세들을 지양해야 함을 생각케 됩니다.

말씀하신 것처럼 다른 사람들의 시선과 무심코 던지는 말들로 인해 우울감정이라든지, 대인관계를 기피하게 되는 결과를 초래할 수 있다고 생각됩니다.

이러한 상황에서 대처 방안에 대해 이야기하고자 한다면, 아토피를 호전시킬 수 있음에 대해 늘 상기하며 자신감을 잃지 않는 것이 중요하다고 생각됩니다. 주변 사례들을 보면 아토피로 인하여 고통스런 이야기들로 우리의 마음을 안타깝게도 하지만 반대로 아토피로 고통 받았지만 생활양식들의 개선과 여러 노력으로 상당한 개선 효과를 가져 온 사례들도 많이 볼 수 있으니 희망의 끈을 놓지 말라고 권면하고 싶습니다.

"우리 아이도 완치가 될 수 있어, 지금은 다른 아이들과 조금 다른 모습일 뿐이야"라는 긍정의 마음과 태도를 가지고 적극적인 자세로 나아갈 때, 아이 역시 자신의 모습을 받아들이고 극복할 수 있는 힘이 생길 것입니다. 엄마뿐만 아니라 가족 전체가 함께 동참하고 지지와 격려를 보낸다면 더더욱 큰 힘이 될 것입니다. 위에서 말씀하신 것처럼 감정은 전이됩니다. 적극적이고 긍정적인 엄마의 마음과 태도는 분명 아이도 느끼게 될 것이고 긍정적 영향력을 행사하게 될 것입니다.

3. 엄마가 아이에게 상처를 주게 되는 언급들

어떤 엄마들은 아이 앞에서 다른 사람과 대화를 하면서 무의식중에 아이 피부를 언급하기도 합니다. 예를 들어 피부가 '징그럽다' 던가 '만지기가 싫다' 던가, '아이 때문에 힘들다' 는 등의 언급이 있게 됩니다.

이런 일이 아이에게 직접적으로 이야기 되는 경우도 있구요.

'니 치료비가 얼마나 드는지 아느냐', '내가 왜 널 낳아서 이 고생인지', '누굴 닮아서 피부가 이러는지' 등

아이는 엄마가 자신을 싫어한다고 생각하게 되는 것 같습니다.

실례로 어떤 아이가 '엄마는 아토피 때문에 나를 싫어해요' 라고 말하기도 합니다. 아이 엄마가 그렇게 말한 것도 아닌데 아토피를 보며 속상해하는 엄마모습에서 그런 생각을 하게 된 것 같아요. 그래서 '너를 싫어하는 게 아니라 널 괴롭히는 아토피를 싫어하시는거야' 라고 얘기해주기도 했죠. 또 조금 큰 아이들은 자신의 치료비가 많이 드는 것과 부모가 자신으로 인해 힘들어한다는 것을 알기 때문에 겪는 괴로움도 있겠죠.

지후맘의 제안

제 아이는 제가 다른 사람과 아토피에 대한 이야기를 하는 것도 싫어하는 눈치였습니다. 가급적 아이 앞에서는 다른 사람과 아토피에 관한 얘기를 안 하려고 애씁니다. 아이는 다른 사람이 자신을

안쓰럽게 쳐다보는 것도 싫어했죠. 그래서 여건이 되면 평범하게 보아달라고 미리 다른 사람들에게 양해를 구하기도 했습니다.

저는 더 신경써서 아이에게 뽀뽀해주고 안아주고 그랬습니다. 엄마가 아이를 사랑하고 있다는 것을 많이 표현해주었습니다.

하지만 엄마는 무의식적으로 아이 상태를 살피곤 하기 때문에 피부상태가 나쁠 때 엄마의 표정이 드러나게 되겠죠. 이러한 상황까지도 아이에게는 좋지 않은 영향을 주게 되리라 생각합니다. 우리의 표정관리에도 신경을 써야할 것 같네요.

김명선 심리치료 선생님의 제안

아토피안의 특성, 피부상태들은 아토피에 대해 잘 모르는 일반적 사람들에게는 혐오감을 불러일으킬 수 있으리라 생각됩니다. 그것으로 인한 충격과 위축감 등은 아토피안들에게 우울감을 심어주기에 충분하죠.

옆에서 보는 어머니도 힘들겠지만 사실 질환을 앓고 있는 아이들의 고통은 엄마보다 더 몇배나 고통스러울 것에 대해 늘 잊지 않으셨으면 좋겠습니다.

그리고 아토피 때문에 자신을 싫어한다는 아이의 이야기에 저는 아토피 이전에 엄마와의 관계패턴을 검색할 필요성을 언급하고 싶으며, 이런 경우의 적절한 대답은 널 괴롭히는 아토피로 인하여 싫다기 보다는 그것으로 인해 엄마의 마음이 아프다는 식의 표현을 사용하시는 것이 더 좋을 듯합니다. 왜냐하면 '싫다' 라는 표현은 이미 위축된 아동에게 또 한번 거절감을 심어줄 수 있는 표현이기 때문입니다.

또한 스킨십을 할 경우, 아이입장에서 볼 때 어떤 경우에는 고통을 느낄 수도 있을 것 같습니다. 아토피부위가 스킨십을 하면서 아플 수 있기 때문이지요.

이 상황에서는 자신이 가지고 있는 아토피에 대해 직면하고 받아들여 극복할 수 있는 힘을 키우기보다는 자신의 병변에 대해 싫은 감정과 피하고 싶은 감정, 원망의 마음들이 생길 수도 있게 됩니다.

이러한 감정은 어려운 상황에서 극복할 수 있는 힘을 키우는데 방해요소가 된다고 생각됩니다. 그리고 더 나아가 엄마와 아이가 함께 협력하여 치료에 임해야하는데, 엄마는 치료에 힘쓰지만 아이는 피하고 싶은 감정으로 결국에는 엄마와 대립하는 양상을 갖게 될 수도 있다고 생각됩니다.

그러기에 차라리 이런 부분에서는 아토피로 인한 자신의 피부 상태에 대해 엄마와 아이가 함께 이야기하며, 아이가 힘들지 않고 좋아할 수 있게 스킨십하는 대안들을 함께 만들어 보는 과정을 갖는 방법들을 제안하고 싶습니다.

스킨십 뿐만 아니라 다른 문제에 있어서도 대안들을 형성하는 기회를 가져봄으로써 엄마와 아이는 깊은 유대감을 느끼게 될 것이고, 아이입장에서 아토피 치료에 있어서 자신도 참여할 수 있다는 경험은 아이 내면의 힘을 성장시키는데 상당한 힘을 발휘할 것이라 생각됩니다.

4. 유치원이나 학교 선생님께 대한 엄마의 태도

아이가 유치원이나 학교에 다니면서 오히려 엄마가 선생님께 대해 필요 이상으로 너무 미안해하거나 죄스러워 하는 경우가 있다고 봅니다. 아무래도 한번이라도 관심이 더 가야 하는 아이니까요. 급식을 못하는 경우도 있구요.

하지만 이럴 때 당당히 아이에 대해 어떻게 도움을 주십사 요청하는 것도 때론 필요하다고 봅니다.

지후맘의 제안

저는 아이 유치원에 보낼 때 아이의 상황을 자세히 적어 보냈습니다.

우선은 아토피에 대한 이해가 다른 사람들에게는 부족하기 때문이기도 합니다.

그래서 스트레스를 받거나 더워서 땀이 나거나 할 때 더 가려워질 수 있다는 것과 그럴 경우 시원한 곳으로 아이를 옮겨주십사 부탁을 드렸습니다.

그리고 무엇보다는 다른 아이와 똑같이 대해달라고 했습니다.

안쓰러운 표정을 아이가 싫어한다고 했죠.

물론 한번이라도 더 관심이 가야 하기 때문에 틈틈이 선생님들께 죄송하기도 하고 감사하기도 하지만, 아이를 대하는 방법 등을 알려드리는 것이 서로에게 더 도움이 된다고 생각합니다. 그러나 내 아이만 특별히 관심 가져달라는 식은 곤란하겠죠.

김명선 심리치료 선생님의 제안

음식에서부터 시작되는 모든 환경적 적응이 일반적 아동들과 상당한 차이가 있는 아토피안의 일상에 대해 유치원 및 학교 선생님이 충분히 정보를 갖고 계셔야한다는 것은 당연한 사실입니다. 그러기에 정보 공유는 당연한 사실이고 도움을 청해야 되는 것도 당연한 사실입니다. 용기를 내어 선생님과 이야기를 나누고 적극적인 자세로 교사와 협력관계를 맺어야된다고 말씀드리고 싶습니다.

5. 가족간의 불화

아토피 아이를 키우면서 가족간에 의견이 일치된다면 더없이 좋겠지만 사실 그런 가정이 그리 많지는 않은 것 같습니다. 아토피라는 것 자체가 치료법이 마땅히 정해져 있지 않고 범람하는 무수한 민간요법까지 있다보니 가족간에도 의견이 부딪히게 됩니다.

여러 사례들을 보면, 심지어는 남편과의 의견 차이가 있기도 하고 때로 어떤 남편은 아내에게 아이를 왜 이렇게 만들었냐며 질책하기도 합니다. 더 나아가서는 시댁식구들로부터 '누굴 닮아 그러냐', '이걸 해보라'는 등의 부딪힘이 있기도 하다더군요.

아이를 케어하는 데 남편의 도움이 너무 없어 힘들어하거나 아이 음식을 제한해야 하는데 시댁에서 무조건 먹이거나 해서 시댁에 방문하는 것조차 부담이 되는 사례도 있더군요.

심지어 갈등으로 인해 이혼하고 싶어 하는 경우도 있구요.

또한 서로 잠을 못자게 되니까 심리적으로 날카로와지고, 치료비로 인해 경제적 부담까지 가중되게 되면 더욱 가족간의 불화가 심해지기도 합니다.

엄마는 아이의 치료법에 대해 스스로 선택해야하는 중압감이 있고 그 결과에 대해서도 책임을 져야하는 상황이 되곤 한답니다.

그로 인해 엄마가 겪는 죄책감과 우울함이 있습니다.

지후맘의 제안

저는 다행히도 시댁이나 친정 그리고 남편 모두 저의 의견을 따라 주셨습니다. 그리고 저도 모든 분들께 지후를 어떻게 다루어야 하는지에 대해 말씀드렸습니다.

물이나 음식 그리고 환경까지 어떤 경우가 지후에게 안좋다는 것을 알려드렸고 감사하게도 그렇게 도와주셨죠.

하지만 남편과는 힘든 경우도 많았습니다.

그래서 제가 이러이러한 상황이 너무 힘들고 어떻게 도와주면 좋겠다는 이야기를 하곤 했습니다. 다 받아들여지지는 않아도 가끔은 얘기하지 않고 섭섭해 하는 것보다는 솔직하게 얘기하고 도움을 요청하는 것이 낫다는 생각이 듭니다.

김명선 심리치료 선생님의 제안

사실 다른 사람보다도 관계를 풀어가기가 어려운 사람은 바로 가족 구성원인 것 같습니다. 가족 안에서 이해를 구하는 것이 정말 쉽지는 않은 것 같습니다. 그러나 아토피의 중압적인 상황들을 감안할 때 가족의 협조를 구하는 것은 절대적으로 필요한 일입니다. 그러기에 엄마와 아이의 심리적, 상황적, 육체적 어려움의 호소는 당연히 이루어져야할 것이며, 필요에 따라서는 아토피로 인한 어려움을 정확하게 표현해주고, 대처하는 방법 등을 제시해주고 있는 매체 활용 및 조언을 주실 수 있는 분의 도움을 고려해보는 것도 좋은 대책이 될 것 같습니다.

6. 아토피를 무기삼는 아이

때로 아이는 자신의 아토피를 무기로 삼는 것 같습니다.

엄마가 이럴 때 쩔쩔 맨다. 또는 이럴 때는 용납해준다는 것을 아는 것 같습니다. 주로 긁거나 울거나 하는 거죠. 긁으면 상처가 나니까 엄마가 일단 긁는 것을 멈추게 하려다 보면 문제의 본질에서 멀어지게 되겠죠. 또 울게 되면 눈물로 인해 얼굴이 많이 가려워지기 때문에 가급적 울지 않도록 하려고 하거든요.

저 역시 그런 일을 겪으면서 마음을 다잡고 속으로는 마음 아파도 혼낼 일은 혼내고 넘어갔습니다. 무기가 될 수 없다는 것을 알려주죠. 하지만 그런 상황이 아이에게 좋지 않기 때문에 혼내는 일을 가급적 짧고 굵게 하고 다 혼낸 후 바로 얼굴을 씻기는 등 대처를 했습니다.

 아이가 혼날 일을 했지만 아토피증상을 은연중에 무기삼을 때 엄마가 취할 태도를 알려주세요.

김명선 심리치료 선생님의 제안

은연 중에 무기 삼는 일이 반복된다면 아이가 무언가를 요구할 때의 엄마의 반응태도를 되짚어보는 것이 필요하다고 생각됩니다. 왜 자신의 고통스런 부분을 가지고 무기 삼아서 엄마에게 자신의 의견을 행하고 있는 것인지, 무얼 말하고 싶어 이렇게 행하는 건지, 이런 식으로 행할 때에야 비로소 엄마가 의견을 수용해주고 있는 건 아닌지 등등 아이의 마음을 읽어주는 것이 선행되어야 할 것 같구요.

 혹시 위의 경우가 아니라면 일관적인 양육태도의 점검에 대해 말씀드리고 싶은데 만약 아토피를 무기삼아 아이가 행동하면 평소에 허용되지 않았던 것도 허용하였는지 한번 점검해 보시기를 부탁드리고 싶습니다.

7. 습관적으로 깨서 긁는 경우

   대부분 아토피 환자들이 일정 시간에 잠을 깨서 긁는 것이 반복되기도 합니다. 물론 히스타민이 방출되는 시간과도 연관이 있지만, 어떤 경우에는 병변과는 상관없이 습관적으로 일상의 패턴이 되는 것 같습니다. 일반인들도 일정 시간에 잠을 깨서 잠 못 이루는 경우가 있는 것처럼요.
   하지만 아토피환자의 경우는 가려워 긁게 된다는 게 문제죠.
   저의 경우에는 수면 패턴을 일부러 바꾸기도 했습니다.
   때론 항히스타민제를 복용해서 수면 패턴을 바꾸기도 하고 때론 잠자는 시간을 바꾸기도 했습니다. 적절한 운동도 필요한 것 같구요.

김명선 심리치료 선생님의 제안

   가려움으로 긁기보다 습관적인 패턴에 의해 잠자리에서 일어나 긁으려 할 때 관심을 다른 곳으로 전환시킬 수 있는 방법에 대해 말씀드리고 싶습니다. 평소 아이들의 관심을 끌만한 장난감이나 책 등을 미리 준비하여놓고 관심의 전환을 취해보면 어떨까 싶습니다.

   자다가 일어나 관심을 전환시킬 수 있도록 지도한다는 것이 쉬운 일은 아니지만 평소에 관심을 두고 있었거나 좋아하는 장난감 등을 준비해두어 아이의 관심을 끌게 한다든지 책을 읽어주는 등 다른 곳으로 관심을 집중하게 한다면 도움이 될 듯 합니다.

8. 집에서 할 수 있는 놀이치료기법

아주 실질적으로 중요한 도움이 되는건데요, 집에서 할 수 있는 놀이치료 기법이 있으면 알려주세요.

제가 책과 인터넷에서 보기로는 시간을 정해서 다른 관심은 다 끊고 아이만을 위한 놀이시간을 가지는 방법 등이 있던데요. 저도 해봤는데 조금 어렵긴 하지만 아이는 무척 좋아하더군요.

김명선 심리치료 선생님의 제안

놀이치료 기법 중 < 실 그림 게임 > 을 소개해드리고 싶은데요, 자존감이 낮다든지, 집중력이 짧다든지, 위축된 아동에게 효과적이며 실 또한 가정에서 쉽게 구할 수 있는 것이기에 선정해 보았습니다. 가족이 함께 참여해도 좋고 아토피안 모임 시 함께 해도 좋을 듯 합니다.

방법:
게임 진행자가 실을 어느 정도 풀어 탁자나 바닥에 둥글게 말거나 형태를 만들면서 "그림" 을 만들어나가는 것을 보여준다.
실 뭉치를 첫 번째 사람 (아동) 에게 건네고 "그림" 을 그리도록 격려해준다.
그리고 나서 첫 번째 사람 (아동) 은 자신의 그림이 움직이지 않도록 잡고 있는 동안, 두 번째 사람 (아동) 은 실을 더 풀어 "그림" 을 이어서 그린다. 게임에 참여한 모든 사람 (아동) 이 그림을 그린 후 게임진행자는 협력해서 그린 그림에 대해 이야기 나누도록 하고 이 때 몇 가지 질문도 던져본다.

ex) 어떤 모양이 보이니?, 어떤 수가 보이니?, 어떤 음식이 보이니?
　　이 그림을 보면서 너에게 떠오르는 것은 무엇이니?

위의 질문 유형보다 더 많이 구성해도 좋으며 질문에 대한 정답은 없고 대답하는 말에 토큰(보상)을 주므로 아동은 자신감이 향상되고 무엇이든지 괜찮다는 인상을 받을 수 있기에 용기가 생긴다고 말하고 있습니다.

사실 위축되고 불안감과 우울감이 많은 아동들에게는 정말 제한해야만 되는 상황들 외에는, 수용의 느낌을 아동 스스로 느낄 수 있게 허용의 분위기를 많이 조성해야합니다.

아토피안들은 자신의 어려움으로 인해 심리적으로 많이 위축될 텐데, 가족 안에서 충분한 수용을 받을 수 있도록 격려해주는 것이 상당히 중요하리라 생각됩니다.

그러기에 (위의 게임을 소개한 것도 있지만) 우리가 생활에서 쉽게 접근하는 놀이에서도 수용과 존중의 느낌을 아동에게 실어준다면 그 놀이 자체가 놀이치료가 된다고 생각됩니다. 생활 속에서 존중과 수용의 느낌을 늘 받을 수 있도록 도와주십시오. 엄마의 지혜가 많이 필요하다고 생각됩니다.

9. 아이의 인격을 생각하지 못한 행동들

아이의 피부상태를 다른 사람에게 보여줄 때, 아이 생각은 안하고 무작정 옷을 벗겨 보이는 경우가 많습니다. 엄마는 심각해서 그런 상황을 생각 못하지만, 아이 입장에서 보면 수치심을 갖게 될 수도 있다고 봅니다.

또 아이 자신이 조금 크게 되면 자신의 피부로 인해 우울해지고 '왜 내 피부는 이쁘지가 않아?' 라고 하며 남에게 보이기도 싫어하고 힘들어한다고 합니다.

지후맘의 제안

저는 다른 아이의 상태를 보거나 하더라도 아이에게 먼저 물어보았습니다.

"아줌마가 팔 좀 봐도 될까?" "이곳도 좀 봐도 될까? ○○가 얼마나 아픈가 보려구 그러거든" 등으로 허락을 받은 후 보거나 허락하지 않으면 보지 않거나 아이에게 좀 더 설명을 하거나 합니다. 어린 아이에게도 인격이 있기 때문이고 또 스트레스가 될 수도 있기 때문입니다.

제 아이에게도 '의사선생님께 지후 몸 좀 보여드려도 될까?' 라고 물어 본 후 옷을 올리거나 내리죠. 아이입장에서 생각해보면 쉬운 것 같습니다. 자신이 존중되지 못하고 있다는 생각은 수치심을 갖게 할 것 같습니다.

10. 엄마가 갖는 죄책감

　엄마는 기본적으로 아이에 대한 죄책감이 심합니다.

　대부분의 엄마들이 태중에서 잘못한 것은 아닌가 하는 죄책감을 가지고 있습니다. 또한 아이를 제대로 치료하고 있는가에 대한 죄책감, 아이를 외면하고 싶은 마음을 가졌던 것에 대한 죄책감, 아이보다 맛있는 음식을 먹는 것에 대한 죄책감까지.

　아토피 아이를 키우면서 순간순간 겪는 죄책감이 뿌리 깊다고 생각됩니다. 이러한 죄책감이 엄마를 우울하게 만들기도 하죠.

　거기에다가 매일 밤 잠을 못 자게 되면서 심신이 지치게 됩니다. 제대로 생각을 할 수 없게 되죠. 지속되는 아토피와의 긴 싸움으로 인해 일상이 짜증스럽게 되기도 합니다.

　우울증이 심해지면 심각한 상황까지 생각하게 됩니다. 죄책감과 우울증에서 어떻게 벗어날 수 있는지에 대한 해법이 꼭 필요합니다.

지후맘의 제안

　우선 엄마가 갖는 죄책감은 당연히 아무 도움도 되지 못한다고 생각합니다. 엄마의 잘못인 부분이 어느 정도 있을 수도 있겠지만 우린 완벽한 사람이 아니니까요. 치료에 도움이 되지 못한 죄책감은 차라리 잊고 사는 것이 더 낫지 않을까 생각합니다.

　저 역시 의식적으로 죄책감을 잊으려 노력하곤 했습니다.

아토피 마음사랑

저는 우울증이 심해지면 가끔 아이가 잠든 후 통곡을 하며 울었습니다. 그렇게라도 하면 조금은 견뎌지더군요. 속에만 담아두면 결국 아이에게도 좋지 않은 영향을 주기 때문이지요.

그리고 글을 쓰는 것도 도움이 된다는 연구결과가 있었습니다.

또한 가능하다면 가끔은 아이와 떨어져있는 시간이 필요합니다.

아주 짧은 시간이더라도 엄마 자신만의 시간이 가끔이라도 있어야 엄마 기분도 전환되고 아이에게도 더 성실히 대할 수 있게 되는 것 같습니다. 엄마에게 시간을 줄 돕는 손길이 절실히 필요하다는 것을 가족이 인식하고 잠시라도 도움을 주어야 한다고 생각합니다.

11. 아토피 아이의 사회성 키우기

아이가 아토피이고 음식도 가려야 하고 긁기도 하고 환경에도 민감하다보면 다른 아이들보다 사회속으로 들어가는 시기가 늦어지게 됩니다. 또한 다니는 곳마다 각질이 떨어지고 그러다보니 다른 집에 가는 것도 꺼리게 되구요.

당연히 엄마와만 생활하게 되는 시간이 많아지고 또래를 경험하는 것이 늦게 되는 취약점이 있습니다. 엄마의 케어 속에만 있게 되구요.

또한 유치원이나 학교에 다니게 되면서 또래와의 갈등도 생기게 되지요. 외모라든지, 음식 등에서 또래와 다른 특성을 갖기 때문에 아이들의 놀림의 대상이 될 수도 있고 스스로 위축될 수도 있습니다.

지후맘의 제안

제 경우 좋은 이웃도 한 몫을 했습니다. 아이가 어릴 때도 그 이웃들과 늘 어울려 아이가 혼자 자라지 않도록 했죠. 하지만 그 아이들이 유치원에 다니면서는 제 아이가 혼자가 되었습니다.

그래서 방문교사를 활용하기도 했고 친척들과 놀게 하기도 했구요

그리고 아빠가 조금씩이라도 함께 놀아주면서 사회성에 많은 도움이 되었다고 생각합니다.

하지만 아무래도 아이가 엄마 위주로 움직이게 되는 것 같아요.

같은 아토피아이 엄마들과 교류를 하면서 어울려도 좋을 것 같구요.

엄마들이 수고스럽더라도 아이가 혼자가 되지 않게 움직여주어야 할 것 같습니다.

그것이 결국은 엄마들에게도 힘이 되지 않을까 싶네요.

또한 또래 속으로 들어갔을 때 다른 아이들의 입장을 아이에게 설명해 주는 것도 필요하고 친구들에게 자신의 상황을 당당하게 애기할 수 있도록 도와주는 것도 필요하다고 봅니다. 아토피가 전염되는 것이 아니라는 것을 친구들에게 알려주는 것도 중요하더군요.

하지만 그 무엇보다도 아이가 자존감이 높아지면 이 모든 것도 잘 극복할 수 있는 힘이 생기게 됩니다.

우리의 초점은 아이의 자존감 높이는 것과 긍정적 사고를 심어주는 것에 두어야 합니다.

아토피와 가족관계

우리 아이의 아토피를 고치기 위해서는 어떤 가족관계가 바람직한 것일까요?

초등학생까지의 자녀를 가진 부모님들을 위해 바람직한 부모로서의 마음가짐을 일본의 아토피 정보잡지 아토피나비에서 발췌, 번역해봤습니다.

1. 아토피를 회복으로 이끄는 부모와 아이의 거리

부모님께서는 「우리 아이의 아토피를 고칠 수 있는건 자신 밖에 없다」라고 자신에게 암시를 하고 있지 않습니까? 아토피 치료는 장기전입니다. 머지않아 아이 자신이 아토피를 극복해 나가기 위해 지금 할 수 있는 것들을 생각해봅시다.

■ 스스로 생각해 행동할 수 있는 「자율」이 아토피 치료의 열쇠

모든 아이들은 어머니의 태내에서 자라, 이윽고 이 세계로 태어납니다.

그 때문인지 어릴때는 「모자 일체감」이 있어 모친은 우리 아이의 아픔을 자신의 아픔이라고 느끼는 경우가 많은 듯 합니다.

아토피 자녀를 기르는 부모의 경우도, 아이의 증상이나 아픔을 대신해 줄 수 있지 않고, 본인과는 또 다른 안타까움이나 괴로움이 있을것입니다. 그러나 아이가 아기일 경우는 어쩔 수 없지만 언제까지나 부모가 아이에게 공감만 하고 있으면 아이의 「자율」을 방해하게 됩니다.

아토피의 치료에도 「자율」은 중요한 열쇠가 됩니다. 유아 시기는 부모가 생활 환경을 정돈해주지 않으면 안되지만 3세를 지났을 무렵으로부터 조금씩 아이 자신의 자각도 필요하게 됩니다. 매일 빠뜨리지 않고 목욕을 하고 그후에 스킨 케어를 하는등 증상이 괴로울 때에도 다소 참고 자신이 실천하는 마음가짐이 없으면, 증상의 개선이 어려워집니다.

아토피는 부모나 선생님이 치료해 주는 것이 아니고 스스로 고치는 것이라는 것을 자녀분이 제대로 이해하고 치료에 임하지 않으면 안됩니다. 「자율」은 마음의 「자립」을 할 수 있어야만 할 수 있는 것입니다.

2. 부모의 태도와 아토피 증상의 관계

부모와 자식과의 관계가 아이의 아토피 증상의 원인이 되고 있는 경우도 있습니다.
또한, 가려움이나 증상을 조절하는 법을 가르쳐 줄 필요도 있습니다. 자녀와 접하는 방법을 다시 살펴봅시다.

■ 아이의 요구를 취사 선택하고 때에 따라서는 차가운 어머니로도 연기한다.

이전에 심한 아토피로 입원한 아이들을 많이 경험했습니다만 아이의 증상이 회복되고 있는데 엄마가 면회하러오면 아이는 가려워합니다.
물론, 엄마가 알레르겐을 가지고 있다고도 생각했지만, 한가지더 아이의 기분에 동요하는 엄마의 마음… 바꾸어 말하면, 아이가 「엄마는 언제나 자기의 기분을 알아 준다」라고 믿고 있기 때문에 조금이라도 자신을 「알아 주지 않는다」고 느꼈을 때의 심리적 스트레스로 가려움을 느끼는 일이 있다는 것입니다.

이런 케이스는 드문 일이 아닙니다. 공통되어 말할 수 있는 것은, 이런 타입의 엄마들은 모두 매우 상냥하다는 것입니다. 요컨대 자기애가 강하고, 자녀를 응석부리게 하고 있기 때문에 마음의 「자율」을 재촉할수 없습니다. 엄마는 아이의 요구를 현명하게 취사선택해서 항상 아이가 생각하는 대로만 안된다는 것을 알게해주는(차가운 어머니를 연기하는) 것도 필요한것입니다. 그러니, 정말로 아이가 엄마를 바라고 있을 때는 버팀목이 되어주고 언제라도 따뜻하게 지켜보고 있다는 것을 전해주시기 바랍니다.

■ 부드럽게 긁고 꼭 껴안아 주세요.

아토피는 가려움과 지내는 방법이 중요합니다. 아토피의 가려움은 참을 수 없을 정도 격렬하고 대부분의 경우 가려운 곳을 무의식적으로 긁고 있습니다. 아이가 긁고 있을 때 「긁지마!」라고 꾸짖고 있지는 않습니까?

아이는 아토피의 가려움에 고통을 당하고 거기에 부모에게 야단맞는 이중의 피해를 받고 있습니다. 증상의 악화를 막기 위해서 긁지 말라고 하는 것이지만 꾸짖는다고 가려움이 없어지는 것도 아닙니다. 우려할 것은 상처로 세균이나 곰팡이등이 들어가 생기는 감염증입니다.

그럼 아이가 가려워하고 있을 때 부모는 어떤 태도를 취하면 좋은 것일까요?

모르는 체 하거나 꾸짖는것 만으로는 「자율」을 재촉하고 있다고는 말할 수 없습니다. 무의식 중에 긁고 있을 때에는 아이를 지켜보면서 「손톱은 짧게 잘려 있어?」라고 간접적으로 주의를 하거나 아이의 기분을 끄는 것을 해 봅시다. 다른 일로 정신을 빼앗기면 긁는 것을 그만두는 일도 있습니다.

긁고 있을 때 아이의 상태를 잘 관찰하는 일도 중요합니다. 「땀을 흘렸기 때문에 가려워진것일까? 목욕을 할까?」라고 권하거나 「건조해져 있기 때문에 크림을 발라둘까?」라고 제안하여 가렵기 때문에 긁는 것은 어쩔 수 없지만 가능한 한 가려움이나 데미지를 줄이는 방법을 함께 생각하는 자세가 중요합니다. 그렇게해서 왜 가려운 것인지 자신의 몸과 마주보는 방법을 가르쳐 줍시다.

유아의 경우, 부모에게 보살핌을 바라고 무의식 중에 긁는 경우도 있고 한밤중에 아무래도 가려움이 멈추지 않을 때도 있겠지요. 그럴때는 부드럽게 긁어주고 꼭 껴안아주세요.

3. 「가족」이 일체가 되어 병을 고친다.

아이는 아이를 둘러싼 가정환경에 부모가 생각하고 있는 것보다도 민감하게 반응하고 있습니다. 아이의 아토피를 극복하기 위해서는, 가족의 마음이 하나가 되는 것이 중요합니다. 가족 전원이 협력하여 치료에 적극적으로 임합시다.

■ 아빠의 경우_엄마와 서로 돕는 것이 중요

아토피의 치료는 아무래도 엄마 중심으로 돌아가는 가정이 많다고 생각됩니다. 매일 가사에 쫓기고 가려움으로 잘 수 없는 아이와 상대하여 수면 부족으로 고통을 받거나 하는 등… 엄마의 스트레스는 쌓일 뿐입니다.
그럴 때는 아빠가 정신적인 버팀목이 되어 줍시다. 또, 엄마에게 시간적 여유가 생기면 심적 여유도 생기기 때문에, 밤에 대신 보살펴주던가 휴일에 아이를 맡아 엄마에게 자유시간을 만들어 주는것도 좋겠습니다.

■ 할머니, 할아버지의 경우_할머니, 할아버지에게도 치료 방침에 대해 이야기해 두는 것이 필요합니다.

부모는 아이에게 있어서 자상하고 엄한 존재입니다만, 할머니, 할아버지는 오직 자상한 존재의 경우가 대부분입니다. 필요이상으로 응석부리게 하는 경우도 적지 않습니다. 아토피 치료에 있어서 이 조부모의 존재가 치료를 늦추어 버리는 경우도 있기 때문에 주의가 필요합니다. 어떻게해서 아토피가 생겼냐고 모친을 탓하거나, 치료방법에 대해 여러 가지 잔소리를 해서 모처럼 적극적으로 임하고 있는 아이를 혼란시킬 수 있습니다. 아이와 함께 부부가 서로 이야기해 결정한 치료 방침은 조부모에게도 제대로 설명하여 이해를 받아둡시다.
특히 남편의 부모에게는 남편이 아내의 입장에서 부부 일환이 되어 치료에 임하고 있는 것이라고 설명하는 일도 중요합니다.

4. 아이가 아토피가 되어도 긍정적인 사고로 아토피 극복!

아토피는 특별한 것이 아닙니다. 아이에게 아토피가 생기면 그것을 가족이 어떻게 받아들이느냐에 따라 치유의 속도도 달라집니다. 아토피인 것을 마이너스가 아니고 플러스로 전환하는 것이 아토피 극복에의 지름길입니다.

■ 악화되었을 때야말로 긍정적인 말을!

아토피 치료는 장기간 걸리는 경우가 많은 데다가 가끔 악화되는 일도 있습니다.

그럴 때야말로 아이에게는 가족의 버팀목이 필요합니다. 「나는 너를 신뢰하고 있다」 「너는 잘 이겨낼수 있을것」 「나는 너의 말을 듣고 있다」 「너는 나에게 있어 중요한 존재다」라고 매일의 생활에 대해 자연스럽게 그렇지만 제대로 아이에게 말로 기분을 전합시다. 마음 속으로 생각하고 있는 것만으로는 좀처럼 기분이 전해지지 않습니다. 부모가 낙담해버리면 부모의 태도를 민감하게 느끼는 아이도 낙담하게되어 상황은 더 나빠질 뿐입니다.

아이의 시선이 되어 그 괴로움을 함께 받아들여 주면서도, 아이 자신이 자신 힘으로 극복할 수 있도록 지켜봐 줍시다. 부모는 동요하지 않고 흔들리지 않는 것이 중요합니다. 이런 경험은 아토피 치료에 한정하지 않고 향후의 인생의 여러가지 장면에 있어서도 반드시 도움이 될 것입니다.

■ 발상의 역전으로 많은 약점은 장점으로 다시 태어납니다.

「아토피이다」 「아토피 아이의 부모이다」 이것은 불행한 일일까요?

발상을 역전하면 많은 약점은 장점으로 다시 태어납니다. 생각 하나로 인생은 크게 바뀌어옵니다. 아토피는 몸에 강한 개성이 있을 뿐입니다. 아토피인 자녀분을 부정하는 것이 아니라, 있는 그대로를 인정하고 받아들여 주세요. 아토피인 것을 악으로 간주하면 부모와 자식 모두 심적으로 위축해버립니다. 「가족의 정이 깊어졌다」 「배려의 감정을 몸에 익힐 수 있었다」등 아토피로 플러스가 되었던 것이 반드시 있을 것입니다. 과거는 바꿀 수 없습니다만 앞으로의 미래는 가족 그리고 아이 나름으로 얼마든지 바꿀 수가 있습니다. 「아토피 아이가 있는 가족」으로서 앞으로도 적극적으로 치료에 임해 주십시오.

5. 아토피가 있는 아이와 다른 형제·자매와의 접하는 방법

형제중 아토피가 있는 아이가 있으면 아무래도 그 아이에게 손이 가서 다른 형제에게 소홀히 하게 되는 경우도 있습니다. 아빠, 엄마가 함께 적극적으로 육아에 임하는 자세로 편가르기 하지 말고 모두 다같이 마주대하는 것이 바람직 할 것입니다. 한쪽 부모밖에 없는 경우에는 가능한 형제를 균등하게 접해주도록 해 줍시다. 행동만이 아니고 말에서도 「모두 소중해요」라고 얘기해서 안심시켜 주세요.

아토피가 아닌 아이에게 스트레스가 쌓여 있는 것 같으면 1일에 10분이라도 좋으니까 그 아이만의 유익의 시간을 만들어줘보세요. 부모의 기분을 끌고 싶기 위해 반항적으로 되어 버리는 경우도 있겠지요. 그럴 때 부모가 감정적이 되지 않고 이야기를 잘 들어 주세요. 충분히 이야기를 들어 주는 것만으로 아이의 기분은 매우 가벼워질 것입니다.

또 반대로 말이나 태도에는 나타나지 않아도 스트레스를 모아 두고 있는 경우도 있습니다. 감정을 모아 두고 참아버리는 참을성이 많은 타입의 아이는 오줌의 회수가 많은 등 평상시와는 다소 다른 몸의 증상으로 나타나는 일도 있습니다. 이러한 싸인을 놓치지 않고 그 아이의 좋아하는 것을 만들어주거나 생활속에서 작은 행복을 주는 배려가 중요합니다.

형제의 존재는 어렸을 때는 서로 스트레스가 쌓이는 것이지만 대부분의 경우 곧 좋은 관계를 쌓아 올릴 수 있습니다. 특히 형제중 아토피가 있는 아이의 경우는 다른 아이에 대한 배려의 마음이 자라는 것 같습니다.

아토피 몸 사랑

아토피를 경험하며 겪었던 시행착오를 통해 얻은
아토피관리 노하우가 있습니다.
부족한 잠을 뒤로하고 밤 세워 검색하며 얻었던
정보들이 있습니다.
조금이라도 도움이 되시기를 바라는
작은 마음이 있습니다.

신중한 선택 - 병원치료_2001. 3

지후는 6개월 경부터 본격적으로 치료에 들어갔다. 얼굴부터 시작된 아토피가 불과 2개월만에 전신으로 퍼져갔다. 아이는 잠을 이루지 못했고, 내가 안기만 해도 얼굴을 내 몸에 부비며 가려움을 호소하곤했다. 하지만 마땅히 찾아갈 병원이 없었다. 아토피를 잘 아는 의사들도 없어 보였다. 내 아이의 치료를 위해 병원을 수소문하였지만 갈 곳이라고는 딱 한군데 뿐이었다.

하지만 문제가 있었다. 치료비가 너무 비싼것이다.

당시 남편은 박봉이었고, 지후를 낳기 전까지는 나도 맞벌이를 해야만 생활이 될 정도였던 우리에게 지후의 비싼 치료비를 감당할 능력이 없었다. 지후가 너무 심해지자 시어머님은 갈만한 병원이 없냐고 물으셨다.

"어머니, 한 곳이 있긴 한데 치료비가 너무 비싸요."

나는 울먹이며 말씀드렸고 어머니께서는 아이가 좋아진다면 치료비가 문제냐며 당장 예약하라고 말씀해 주셨다. 그때 당시 자동차 세금이며 보험료까지 시댁에 기대고 있던 우린 너무 죄송했지만 어쩔 수가 없었다.

그렇게 해서 찾아간 곳이 노건웅 박사가 운영하는 서울알레르기클리닉 이었다. 치료비는 비싼 곳이었지만 아토피에 관하여 지속적으로 관심을 갖고 연구하는 곳이었다. 박사님은 지후를 보신 첫 날 '이 아이는 검사할 필요도 없이 감마인터페론이 필요한 아이입니다' 라는 처방을 하셨다.

일주일에 두 세 번씩 주사를 맞아야 했다. 그 후 난 부족한 잠을 뒤로하고 감마인터페론에 대해 검색해 나가게 되었다.

현재 감마인터페론에 대해 부정적인 견해가 있음을 보았다.
그러나 그 이유는 무작위 치료 때문이었고, 노박사님은 감마인터페론이 필요한 군을 발견하고 치료해 보았을때 그 치료율이 80% 이상이라는 결과를 얻게 되어, 그 분야에 관한 논문을 냈고 그 논문이 유럽학회지에 실린 것을 보았다. 유럽학회지에 실린다는 것은 그 연구 성과를 어느 정도 인정받았다는 것이라는 의사인 아주버님의 설명을 듣고 그 논문을 출력해 읽어가며, 난 노박사님을 믿고 지후를 맡기기로 했다.
몸살 같은 부작용이 생긴다는 설명을 들었지만 이미 난 선택을 했다. 일반적으로 18 번정도만 맞으면 된다고 하셨지만 지후는 1 년 반을 그렇게 감마인터페론을 맞아야했다. 거기서부터 이미 지후는 다른 환자들과 달랐다.

박사님은 아이의 면역력을 위해 최소 돌까지는 모유를 먹이자고 하셨다. 그래서 난 모유를 지속적으로 먹였다. 하지만 모유를 먹이려면 내가 식이제한을 해야 했다. 내가 먹은 음식들을 시간대별로 기록을 하고 아이의 반응을 보면서 아이가 반응하는 음식은 제한을 하곤 했다. 나는 외식도 하지 않고, 집에서도 화학조미료를 일체 사용하지 않은 식단으로 음식을 먹었다. 하지만 아이는 내가 먹는 모든 음식에 반응을 보였고, 먹을 수 있는 음식이라곤 몇 가지 뿐인 식단으로 견뎌내며 모유를 먹였다. 내가 나를 지탱하기조차 어려운 식단이었다.

그러나 그렇게 힘들게 식이제한을 했음에도 지후는 개선의 여지가 보이지 않았다. 후에 알았지만 지후는 거의 모든 음식에 알레르기 반응을 하곤 했다. 그러니 내가 아무리 제한을 해도 다 영향을 끼친 것이었다. 결국 우린 지후의 호전을 위해 어쩔 수 없이 8개월 때 모유를 끊고 지후는 우유의 단백질성분을 가수분해 한 특수분유를 먹어야했다. 냄새도 이상하고 맛도 없는 그 분유를 지후는 맛있게 먹어주었다.

특수분유에 반응을 하는 아이들은 소이분유 등으로 다시 테스트해가며 먹는 것을 보았다. 하지만 다행히도 지후는 특수분유에는 반응을 하지 않았다.
그리고 지후의 이유식이 본격적으로 시작되었다.
아토피 아이들은 음식에서 많은 반응을 하기 때문에 가급적 이유식 시작시기를 늦추는 것이 좋고 이유식도 한가지씩 테스트를 해가며 먹여야 한다는 것을 알게 되었다. 그때가 지후 8개월 때쯤이다.
병원의 영양사 선생님과 상담을 하며 비교적 안전한 것에서부터 이유식의 테스트를 시작하였다. 한가지 음식을 3~4일간 먹여보며 반응을 살펴서 제한할 음식과 그렇지 않은 음식을 가려내는 작업을 하였다. 매일 매일 식단을 적고 지후의 반응시간을 적어 제출하며 식이테스트를 이어갔다. 지후의 반응은 다양하게 나타났다.
먹자마자 빨갛게 도돌이가 올라오는가 하면 어떤 때는 첫날은 반응이 없다가 다음날 또는 한참 후에 도돌이가 올라오며 반응을 보이기도 하였다. 그리고 내가 임신 중 먹었던 모든 음식에 지후는 반응을 보였다. 보통은 생후 몇 개월 후 태중에서 획득한 알레르기는 소멸된다는데 지후는 그렇지 않았다. 1년이 넘게 걸린 식이테스트 중 건질 수 있는 음식이 10가지도 되지 않았다.

쌀, 대구, 전복, 브로콜리, 늙은호박, 가자미, 당근 등 이 정도의 먹거리로 지후의 이유식이 만들어졌다.

지후가 먹을 수 있는 음식은 내가 평소 안 먹던 음식이었고 대부분 고가였다. 일반적으로 돼지고기와 닭고기 둘 다 반응하는 경우는 드물다고 하는데 지후는 소고기, 돼지고기, 닭고기 모두에 반응을 했다. 또 기름은 정제된 것이라서 거의 반응이 없고, 특히 올리브유는 테스트 없이 먹어도 될 만큼 별 반응이 없다고 하는데 우리 지후는 다른 기름은 물론이고 그 올리브유마저 반응을 했다. 거의 모든 기름을 테스트해보고 찾아낸 먹을 수 있는 기름이 포도씨유였다.

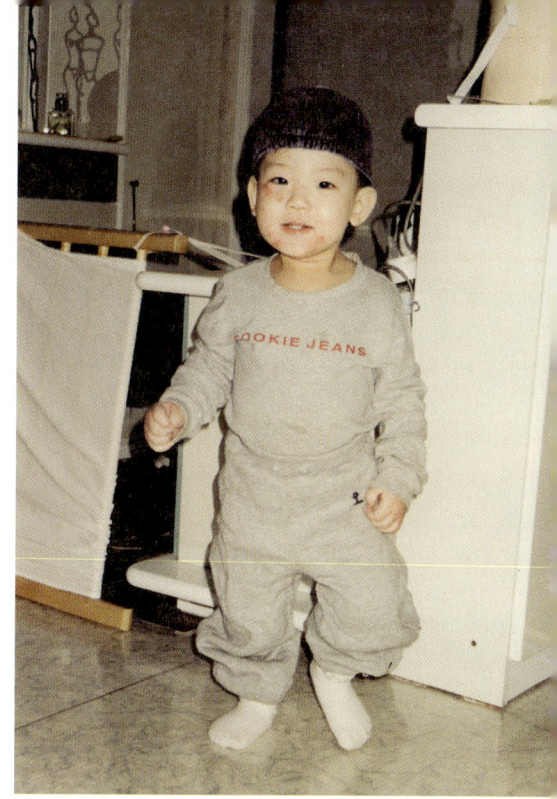

지후의 통통했던 어릴 때

내가 임신 중 과일을 많이 먹었는데 지후는 거의 모든 과일에 반응을 했다. 그래서 내가 안 먹었던 과일을 찾아 테스트해 보았다. 내가 입덧이 심해 귤을 못 먹었는데 역시 지후가 귤은 먹을 수가 있었다. 내가 임신 때 켐벨포도를 먹었더니 지후는 켐벨포도만 제외한 거봉, 청포도, 델리웨어는 먹을 수 있었다. 다 비싼 과일들이었지만 지후가 먹을 수 있다고 하니 구하기 힘들어도, 비싸도 먹여야 했다.

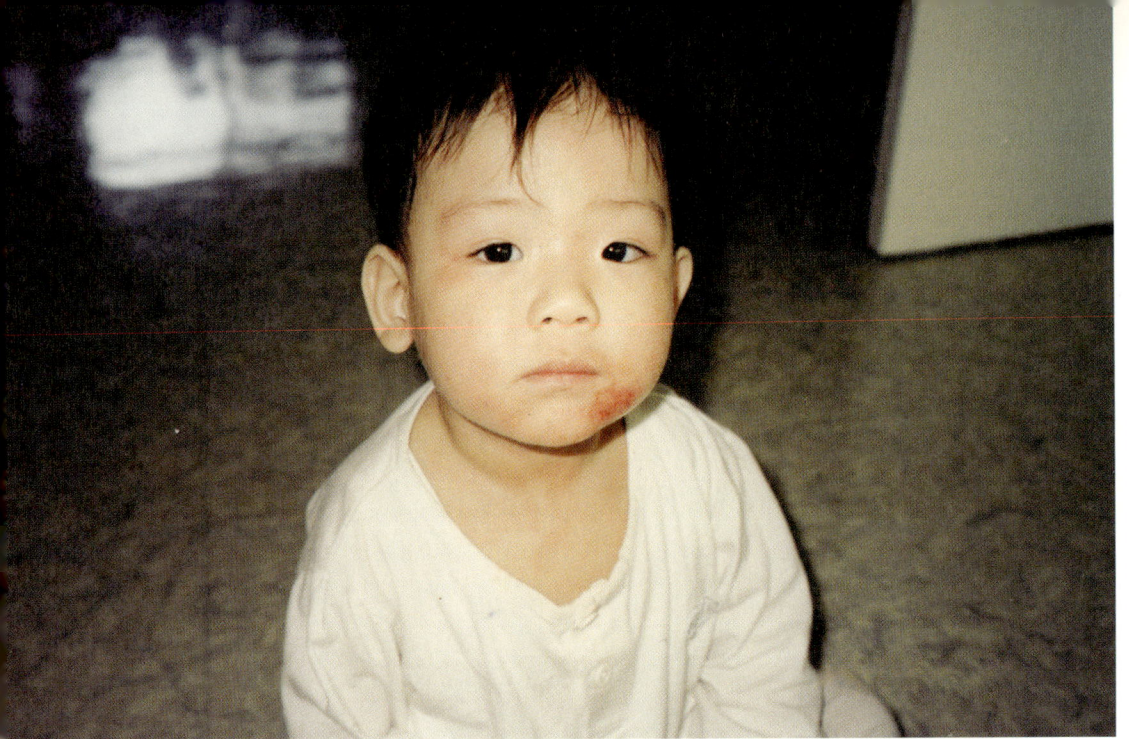

비교적 호전되었을 때의 지후

그 외의 다른 과일은 모두 먹을 수가 없었다. 감자, 조기, 갈치, 배추, 무, 콩, 양파 등 일반적으로 많이 먹는 야채는 모두 먹을 수가 없었다.

그리고 지후는 나중에 알고보니 소량의 당분에도 반응을 하였다. 설탕은 물론 올리고당, 포도당 그리고 조청도 먹을 수가 없었다. 그러니 음식의 맛을 내기가 쉽지가 않았다. 그 후 찾아낸 것이 과당이었다.

아직까지는 다행히 과당에는 크게 반응하는 것 같진 않지만 가급적 소량만 사용하고 항상 세심하게 관찰해야만 했다.

이렇게 열심히 찾아보아도 먹일 수 있는 음식이 너무 없었다.

점점 성장해가는 지후의 영양 보충을 위해 다시 같은 음식들을 테스트해보기도 했다. 아이의 면역상태에 따라 다시 먹을 수 있게 되는 경우도 있기 때문이다. 그렇게 해서 양파, 메론, 연근, 김 등을 찾아내었고 세 살까지 분유를 병행해 먹이며 부족한 영양을 보충해주었다. 그때까진 분유로 영양이 보충되어서일까 지후는 여느 아이와 마찬가지로 통통했고 성장도 정상이었으며 건강해보였다.

그러나 분유를 끊으면서가 문제였다.

숙면을 해야 성장호르몬이 많이 나오는데 잠도 부족한데다가 영양적으로도 부족해서 지후는 또래보다도 성장이 점점 뒤쳐져갔다. 그리고 통통했던 지후가 점점 말라갔다.

> **TIP**
>
> **면역학적 치료는 면역 불균형을 바로잡는다.**
> 면역학적 치료는 알레르기 항체의 비정상적인 증가로 인해 일어나는 아토피의 원인을 알고, 면역 불균형을 바로잡아 주는 치료법이다.
>
> **인터페론 (interferon)**
> 인터페론은 바이러스에 감염된 세포가 자라는 것을 억제한다고 해서 인터페론'(방해)하는 단백질'이라는 의미에서 인터페론이라고 부르게 되었고, 발견되는 것에 따라서 알파, 베타, 감마라고 분류를 하였는데, 인터페론 알파와 베타는 비슷한 점이 많으나, 인터페론 감마는 나머지 알파, 베타와는 많이 다른 인터페론이다.
>
> **감마 인터페론**
> 일종의 면역 세포간에 면역 조절 기능을 하는 단백(사이토카인이라고 함)Il-4매개에 의한 IgE합성을 억압하고 Th2세포 기능을 억제하는 작용을 한다. 따라서 Th2세포 기능이 과다하여 면역학적 불균형을 일으키는 것을 억제할 수 있다. 이 약을 투여받은 환자의 경우 단순하게는 알레르기 유발에 의한 총 호산구 수의 감소 및 말초 혈액 내 임파구에 의한 Ige합성이 감소하게 된다. 1회 200만 IU를 피하 주사한다.

주변에서 아토피를 경험한 엄마들은 아토피가 다 나으면 키도 쑥쑥 크고 살도 찐다고 염려말라고 위로하지만, 여전히 작은 아이를 보면 가슴이 아플 뿐이었다.

더구나 아무리 요리법을 달리 해줘도 몇 년을 먹어 온 반찬이 지겨워져서 이젠 맨 밥을 가장 좋아하는 지후가 내 가슴속을 쓰리고 쓰리게 한다. 많이 먹게 되면 혹시라도 반응할까 싶어 먹고 싶어하는 것을 마음껏 주지도 못하고, 가족과 함께 한 상에서 불고기 국물에 밥 말아주는 일상들이 내겐 너무나 부러운 그림들일 뿐이다.

나도 내 아이에게 맛있는 음식을 먹이고 싶었다. 그리고 그런 내 마음이 나 역시 지후가 먹을 수 없는 음식은 먹지 않게 되었다. 맛있는 음식을 먹을 때 생기는 지후에 대한 미안함이 음식 맛을 모르게 만들었다.

식이유발검사법

아토피 피부염에서 식품 알레르기 유발 원인을 알아내기 위한 정확한 체외 검사법은 없다. 혈액 내 식품 항원 특이 알레르기 항체 검사나 피부 단자 검사(Skin Prick Test), 피부 패치 검사(Allergy Patch Test)등 어떤 검사에서 양성을 보이더라도 실제로 식품을 섭취하여 알레르기를 유발하는 것과는 잘 맞지 않기 때문이다. 따라서 식품을 실제로 먹어보고 증상을 유발하는 원인을 가려내는 *식품유발검사를 해야 한다. 식품유발검사는 증상의 유무 또는 증상의 악화를 통해서 판단하는 것이 원칙이다. 그래서 식품 유발검사를 하고 증상이 심해질 경우에는 원칙적으로 2주 이상의 간격을 두고 그 다음 식품 유발 검사를 해야 한다.

식품 유발 검사는 공개형과 이중 맹검법이 있다. 공개형은 음식의 성분을 알려준 뒤 먹이는 방법이고 이중 맹검법은 두 가지 음식물을 환자가 모르도록 먹게 한 뒤 이 가운데 성분이 있는 것에 반응이 생기는지 알아보는 방법이다.

식품 유발 검사는 우선 식품에 따라 그 섭취 기간이 달라지는데, 식품에 따라 섭취한 후 증상이 나타나는 기간이 다르기 때문이다. 예를 들어 생선이나 갑각류는 1일만 섭취해도 그 증상을 판단할 수 있지만, 돼지고기나 닭고기 같은 경우에는 대개 3일에서 일주일 정도는 섭취해야만 증상이 나타나기 때문이다. 또 다음 식품을 섭취할 때까지 쉬는 기간도 식품에 따라 다르다. 돼지고기나 닭고기의 경우에는 길게 3주까지 그 증상이 계속될 수 있다. 반면에 곡류나 과일에 의한 증상은 3일을 넘기지 않고 호전되기 시작한다. 그리고 식품 섭취에 양성 반응을 보일 경우에 나타나는 피부 발진의 모양도 각기 다르기 때문에 주의하여 살펴야 한다.

그리고 항히스타민제나 스테로이드 제제는 증상을 감추기 때문에 식품 유발 검사의 결과를 판단하기가 어려우므로 식품 유발 검사를 할 때에는 항히스타민제나 스테로이드 제제를 복용하거나 주사제로 사용해서는 안 된다.

식이유발 검사방법

식품종류	성인/유아	최소섭취량/Day	조리법	복용기간
달걀	유아	1/2개	완숙	4일 이상
달걀	성인/유아	1개	반숙	
우유	유아/성인	1컵(200ml)	서울우유(흰 우유)	4일 이상
돼지고기	유아/성인	살코기로 50g	껍질과 기름기 부위 제거한 살코기로 삶거나 구운 조리법(삼겹살 제외)	7일 이상
닭고기	유아/성인	살코기로 50g	껍질과 기름기 부위 제거한 살코기로 삶거나 구운 조리법(백숙/닭죽)	3~4일 이상
시금치	유아/성인	30~50g	데쳐서 익힌 조리법	4일 이상
두부	유아/성인	80g (연두부와 순두부는 제외)	국이나 반찬으로 익힌 두부	4일 이상
간장	유아/성인	5~20ml (무방부제, 무색소)	국이나 반찬의 양념으로 사용	4~5일 이상
된장	유아/성인	20g	된장국이나 양념으로 사용	4~5일 이상
고추장	유아/성인	20g	고추장 양념으로 사용(ex.떡볶이)	3일 이상
쌀	유아	30g(3큰술)	쌀미음으로 맑은 유동식 형태	4일 이상
밀가루	유아/성인	30g(5큰술)	밀가루로 직접 만든 수제비 혹은 소면	3일 이상
고구마	유아/성인	70g(중 1/2개)	삶거나 익힌 고구마로 섭취	3일 이상
참깨	유아/성인	8g(1큰술)	참기름이나 참깨의 형태로 볶음 요리	3일 이상
치즈	유아/성인	2장(슬라이스)	서울우유에서 나오는 슬라이스 치즈	4일 이상
요구르트	유아/성인	1통(80~200ml)	플레인 요구르트(무향)	4일 이상
바나나	유아/성인	60g(중 1/2개)	으깨거나 그냥 섭취	3일 이상
오렌지	유아/성인	100g(1/2개)	과즙이나 그냥 섭취	4~5일 이상
토마토	유아/성인	250g(1개)	과즙이나 그냥 섭취	3일 이상
쇠고기	유아/성인	40g (살코기 형태)	살코기로 삶거나 구운 조리법	5일

식품종류	성인 / 유아	최소섭취량/Day	조리법	복용기간
땅콩	유아/성인	10g(1큰술)	볶은 땅콩	3일 이상
잣	유아/성인	8g(1큰술)	잣죽	3일 이상
게	유아/성인	50g(중1/2마리)	익힌 게살로 섭취	
새우	유아/성인	50g	작은 새우 5마리, 대하 1마리	
오징어	유아/성인	50g	오징어덮밥 오징어 볶음 등	2일 이상
고등어	유아/성인	50g	굽거나 튀긴 생선 한 토막씩	
멸치	유아/성인	50g	볶아서 반찬으로 섭취	2일 이상
버섯	유아/성인	70g	볶거나 익힌 형태로 섭취	3일 이상
양파	유아/성인	50g	볶거나 익힌 형태로 섭취	3일이상
미역	유아/성인	70g	미역국 등의 익힌 형태로 섭취	3일이상
오이	유아/성인	70g	오이볶음 등의 익힌 형태로 섭취	3일이상
무	유아/성인	50g	볶거나 익힌 형태	3일이상
나물	유아/성인	50g(한 접시)	콩나물국이나 나물 등의 형태	3일이상

특수 분유에 대한 이해

알레르기 분유를 먹이기로 선택했다면 알레르기 분유의 특징을 알아두는 것이 좋다.
우선 매일유업의 아토케어는 일반 분유와 모유에 들어있는 카제인이라는 단백질을 완전 가수분해한 것으로 우유 알레르기가 원인인 아이들은 이런 분유를 먹이는 것만으로도 호전을 보일 수 있다. 다른 분유와는 달리 단맛이 좀 떨어지고 먹였을 경우 변이 묽어지거나 녹변을 보는 경우가 있다. 하지만 이런 현상은 아기의 장에 큰 영향을 끼치는 것이 아니라 시간이 지나면 점점 나아지는 현상일 뿐이다. 매일유업의 HA는 설사 방지용 분유로 아토케어 수유 시 설사가 너무 심한 경우에 이 분유로 바꿔 먹인다. 아토케어와 기본적으로 카제인 분해 성분은 같으나 유당이 제거되어 있어 단맛이 아토케어보다 더 적다. 따라서 설사가 괜찮아지면 다시 아토케어를 먹이는 것이 좋다. 또 이 분유는 다른 분유에 비해 영양 조성이 다소 덜해지므로 상태가 호전되면 아토케어로 바꾸거나 이유식을 시작하는 것도 좋은 방법이 될 수 있다.

만약 분유를 바꿔도 증상이 좋아지지 않는다면 시밀락의 이소밀(isomil)을 먹인다. 콩 단백질이 주성분인 이 분유는 아토케어를 먹고도 피부 증상이 더 악화되면 먹이도록 한다.(분유 알레르기가 있다면 매일유업의 HA21 특수 분유로 바꾼다. 이 분유는 아토피의 원인일 수 있는 우유 단백질을 가수분해한 분유로 일반 분유에 비해 알레르기 진행을 막아주는 효과가 있다.)

이러한 분유로 바꿔 먹일 경우에는 맛이 약간 써서 처음에 아기가 잘 적응을 못할 수 있으므로 초기에 신중을 기한다. 그리고 분유는 일반 분유에 준하는 영양소를 가지고 있어서 장기적으로 수유가 가능하다. 하지만 특수 분유를 먹일 때는 병원에서 한 달에 한번 영양 분석을 받아 아기의 영양 및 섭취 상태를 파악하는 것이 안전하다. 또 엄마들이 분유를 먹일 때 보리차에 타서 먹이는 경우가 있는데 아이들은 보리에도 알레르기를 일으킬 수 있으므로 일반 생수에 타서 먹이도록 한다.

특수 분유를 먹은 아이들은 위에서 설명했듯이 녹변이나 묽은 변을 볼 수 있는데, 분유의 특성으로 생각하고 너무 걱정하지 않아도 된다. 단, 장기간 변에 이상이 있을 경우에는 빨리 병원을 찾는다.

이유식 설명서

과일류

과일은 대표적인 저알레르기 식품이다. 하지만 몇 가지 과일은 조심스럽게 시작하는 게 좋다. 익혀 먹일 수 없으므로, 양을 잘 조절해야 한다. 한 번에 너무 많은 양을 먹이지 말고, 주스 형태로 먹이면 양을 가늠하기 어려우므로 이 방법은 피한다. 복숭아나 자두 등 껍질째 먹는 과일이라고 해도 껍질은 깎아서 먹이는 것이 안전하다.

	위험도	처음 먹이는 시기	먹이는 방법
복숭아	●●●●●	12개월	복숭아는 대표적인 알레르기 식품으로 특히 주의해서 먹여야 한다. 다른 식품으로 충분히 테스트를 거친 후 먹이기 시작해야 하며 되도록 면역력이 강해진 만 2세 이후에 먹이는 것이 좋다. 흐르는 물에 충분히 씻어 껍질을 깎아 먹이고 3일 정도 소량씩 먹이면서 아이의 상태를 관찰한다. 알레르기 증세를 보인다면 통조림이나 복숭아 향이 첨가물로 들어있는 식품도 피한다.
수박	●●	5개월	제철 과일로 테스트를 거치는 것이 좋다. 두 숟가락씩 2일 정도 먹여 보고 계속 먹일지 결정한다.
오렌지	●●	5개월	수입 오렌지는 보존을 위해 왁스를 칠하는 경우가 많으므로 깨끗이 닦은 후 껍질을 벗긴다. 3일 동안 한두 쪽씩 먹어 본다.
레몬	●●	8개월	향과 맛이 강하므로 일찍부터 먹이는 것은 피한다. 마찬가지로 깨끗이 씻어 껍질을 벗기고 음료로 만들어 이유식 숟가락으로 두 스푼씩 먹여본다. 테스트 기간은 3일

채소류

오이나 당근처럼 생으로 먹을 수 있는 야채라도 처음 먹일 때는 익혀서 먹이는 것이 좋다. 특히 향이 강한 파, 마늘, 양파 등의 채소는 반드시 익혀서 먹이고 4~5일 정도의 테스트 기간을 거친 후 먹일지 여부를 결정해야 한다.

	위험도	처음 먹이는 시기	먹이는 방법
토마토	●●●●●	8개월	끓는 물에 살짝 데쳐서 2일 동안 먹인다. 발진이나 설사 등의 이상 증세가 없으면 생으로 먹이기 시작한다. 처음 2일과 생으로 먹이기 시작한 2일 동안은 1/4쪽씩 먹이다가 차츰 양을 늘린다.
시금치	●●●●●	12개월	끓는 물에 데쳐 조금만 먹여본다. 3일이 지나도 발진이나 설사 등의 증세가 없으면 소금 참기름 등의 양념을 한 개씩 추가해서 먹이면서 반응을 살핀다. 된장에 알레르기가 있을 수도 있으므로 된장국으로 먹일 때는 된장에 대해 3일 정도의 테스트 기간을 거치는 것이 좋다.
버섯	●●	5개월	표고버섯이 알레르기를 일으키는 경우가 가장 적으므로 표고버섯을 데쳐서 3일 정도 먹여본 후 반응이 없으면 다른 버섯을 먹인다. 버섯은 종류마다 단백질 성분이 다르므로 각각 3일 동안의 테스트를 거친 후 먹인다.
호박	●●	5개월	애호박으로 골라 데치거나 맑은 국에 넣어서 먹인다. 3일 동안 계속 먹여봐서 이상이 없으면 안전한 것 볶아서 먹일 때는 새우젓을 양념으로 쓰지 않는다.
오이	●●	8개월	오이는 얇게 썰어 두 쪽 정도씩 먹여본다. 2일 후에도 이상이 없으면 계속 먹인다.
파	●●●	10개월	익혀서 먹여보는 것이 좋다. 세 번 이상 먹여본 국에 넣거나 데쳐서 소량만 먹여본다.
양파	●●●	10개월	향이 강한 채소이므로 특별히 주의해야 한다. 익혀서 한두 쪽만 먹여보되 다른 식품과 함께 조리한 경우에는 맑은 물에 헹궈서 먹인다.
마늘	●●●	10개월	얇게 저며 기름을 두르지 않은 팬에 충분히 익혀서 먹인다. 한 번에 먹이는 양은 저민 것 두 쪽 정도.

※오이에 알레르기가 있으면 참외에도 있다. 감자와 고구마, 참외와 오이 또는 멜론 등 같은 과에 속하는 식품은 같은 성질을 가진다는 걸 명심하자. 만약 참외에 알레르기가 있다면 오이나 멜론에도 비슷한 반응을 보일 수 있다는 것, 모시조개를 먹고 알레르기 반응이 나타난 아이는 모든 조개류를, 고등어에 알레르기를 일으켰다면 모든 등푸른 생선을 당분간 먹이지 않는 것이 좋다.

⇨ 유제품

우유에 알레르기가 있다면 다른 유제품에도 같은 반응을 보일 수 있다. 또 우유에는 아무 반응을 보이지 않다가 유제품을 먹였을 때 알레르기가 나타나는 경우도 있다. 우유를 제외한 거의 모든 유제품은 가공 식품으로, 여러 가지 첨가물이 들어 있기 때문, 따라서 각각의 식품은 따로따로 테스트 과정을 거쳐야 한다.

	위험도	처음 먹이는 시기	먹이는 방법
우 유	●●●●●	8개월	분유에 알레르기를 보였거나 태열이 심했다면 반드시 의사와 상의한 다음에 먹이는 것이 좋다. 3일 동안 100~200㎖씩 먹이면서 반응을 살핀다.
요구르트	●●●●	12개월	우유에 반응을 보이지 않은 경우에만 먹인다. 처음에는 첨가물이 적게 들어 있는 플레인 요구르트를 선택할 것 테스트 과정을 3일이며 플레인 요구르트에 알레르기 증세가 나타나지 않았을 때만 다른 맛의 요구르트를 먹여야 한다.
치 즈	●●●●	5개월	치즈는 일찍부터 먹이는 경우가 많은데 되도록 생우유를 먹인 후에 시작하는 게 좋다. 우유에 반응을 보인 경우에는 의사와 상희한 후에 먹인다.
버 터	●●●●	12개월	우유와 지방에 대한 테스트를 모두 거친 후 먹인다. 두 가지 모두 3일 정도 먹여보고 다시 버터에 대한 반응을 3일 동안 살핀다. 밥에 비벼서 먹이면 된다.
아이스크림	●●●●●	12개월	첨가물이 최대한 적게 들어 있는 것으로 골라서 시작한다. 먼저 우유를 3일 동안 먹여본 후, 이상이 없으면 다시 아이스크림을 3일 동안 먹인다. 처음에는 바닐라 아이스크림을 먹이고, 이상이 없으면 아이가 원하는 맛으로 먹인다.

콩류 & 곡류

콩은 알레르기를 일으킬 확률이 높은 식품. 따라서 가공 과정을 거친 콩 음식을 먼저 먹여 본 후 콩을 먹이는 것이 좋다. 발효 식품인 간장, 된장, 고추장을 제일 먼저 먹여 보고 그 다음에 두부, 두유, 콩 순서로 먹인다. 곡류는 저알레르기 식품으로 알려져 있지만, 몇 가지는 알레르겐으로 분류되므로 확인한 후 먹인다. 곡류 가운데 알레르기로부터 가장 안전한 식품은 쌀, 그렇기 때문에 이유식을 시작할 때는 쌀미음을 기본으로 하고, 첨가하는 식품의 수를 조금씩 늘려가는 게 좋다.

	위험도	처음 먹이는 시기	먹이는 방법
콩	●●●●●	10개월	된장, 두유, 두부 등 콩을 주재료로 하는 식품을 두루 먹여본 후 알레르기 반응이 없는지 확인하고 먹인다. 쌀과 섞어 밥을 지어 먹이되, 콩마다 단백질 구성이 다르므로 같은 종류의 콩으로 3일 동안 테스트해본다. 다른 종류의 콩을 먹일 때는 다시 3일간 시험 과정을 거친다.
두부	●●●	8개월	콩이 주재료이며 대표적인 단백질 식품이기 때문에 일찍부터 먹이는 것은 좋지 않다. 이유식 중기 이후부터 시작하고, 달걀 등의 첨가물이 들어 있는 연두부나 순두부는 생후 10개월 지난 다음에 먹인다.
된장	●●	10개월	발효 과정을 거쳤기 때문에 콩보다는 안전하다. 하지만 주성분이 단백질이기 때문에 반드시 3일 동안의 테스트 과정을 거쳐야 한다. 맑은 장국으로 먹이되 국 재료는 알레르기에 민감하지 않은 것으로 고른다.
고추장	●●	12개월이후	알레르기와 상관없이 늦게 시작하는 것이 좋다. 12개월 이전의 아기에게는 너무 강한 자극을 줄 수 있기 때문. 이유식기가 끝난 후, 약하게 간하여 3일 동안 먹이면서 아이의 상태를 살핀다.
간장	●●	10개월	시판 간장을 먹일 경우, 반드시 양조간장으로 선택할 것. 발효 과정을 거치면서 알레르기 유발 성분이 줄어들기도 하고, 첨가물이 들어 있지 않아 첨가물에 대한 알레르기 걱정을 줄일 수 있다. 테스트 기간은 역시 3일. 알레르겐이 아닌 식품과 함께 먹여야 한다.
보리	●●●	8개월	쌀, 현미, 찹쌀을 순서대로 먹여본 후 시작한다. 쌀에 섞어 밥을 지어서 3일 동안 먹여 본 후, 괜찮으면 보리의 비중을 차츰 늘려가며 밥을 먹인다. 보리차 역시 알레르기의 원인이 될 수 있으므로, 분유를 보리차에 타 먹이기 전에도 3일 동안의 테스트 과정을 거친다.
밀가루	●●●●	10개월	곡류 가운데 가장 주의해야 할 음식. 소면이나 맑은 물에 끓인 수제비를 3일 정도 먹여본다.

해산물

이유식 초기에는 김, 미역, 다시마 등 해조류만 먹이는 것이 좋다. 생선이나 조개류는 모두 단백질 공급원이므로 알레르기를 일으킬 위험을 배제할 수 없기 때문. 이유식 중기에는 흰살 생선, 후기에는 붉은 살 생선이나 조개류 등으로 차츰 영역을 넓혀간다.

	위험도	처음 먹이는 시기	먹이는 방법
고등어	●●●●●	12개월이후	해산물 중 가장 나중에 먹일 것, 이유식 후기 이후에서 시작하는 것이 안전하고, 알레르기 증상이 있는 동안은 철저히 금한다. 증상이 거의 나았을 때 기름 없이 굽거나 삶아서 조심스럽게 먹인다. 소금에 절인 고등어는 단백질 구성이 달라지므로, 절이지 않은 것을 이용해 조리한다. 적어도 4~5일 정도는 매일 조금씩 먹여보며 상태를 관찰해야 한다.
꽁치	●●●●●	12개월이후	고등어와 마찬가지 방법으로 먹인다.
조개	●●●●	10개월	10개월 이후에 시작한다. 잘게 잘라서 매일 1개 분량을 먹이고, 조개마다 성분이 다르므로 한 종류에 각 5일씩의 테스트 과정을 거친다. 맑은 조개국으로 먹이는 것이 제일 좋으며, 된장에 알레르기 반응을 보이지 않았다면 된장국에 들어 있는 것을 먹여도 된다.
오징어	●●●●	10개월	대표적인 알레르기 유발 식품, 10개월 이후에 시작하고 알레르기 반응을 보인다면 낙지, 문어 등은 피한다.
새우	●●●●	10개월	삶아서 살만 발라 먹인다. 5일 동안 5마리씩 꾸준히 먹여도 알레르기 반응을 보이지 않으면 천천히 양을 늘려가며 먹인다. 다른 식품에 알레르기가 있는 아이라면 만 2세 이후에 먹이는 것이 좋다. 새우로 우린 국물도 10개월 이후에 먹이기 시작한다.
게	●●●●	10개월	4~5일 동안 소량씩 살만 발라서 먹인다. 처음 먹일 때는 양념을 하지 말고 찜통에 쪄서 먹이는 것이 가장 좋다. 알이나 내장 등을 함께 먹이지는 말 것, 함께 먹일 경우, 두 가지 모두 고단백 식품이어서 게에 알레르기가 있는지 판단할 수 없다.

육류 & 난류

동물성 단백질은 알레르기를 일으킬 확률이 가장 높다. 식품 알레르기가 있는 아이라면 증상이 호전됐을 때 먹이고, 아직까지 알레르기 반응을 보이지 않은 아이라고 해도 조심스럽게 시작한다. 아래 제시한 식품은 대부분 10개월 이후에 먹이는 것이 좋다.

	위험도	처음 먹이는 시기	먹이는 방법
쇠고기	●●●●	10개월	처음에는 삶은 고기로 시작한다. 아토피 등 알레르기 증상이 있을 때 먹이지 말고, 알레르기가 있는 아이의 경우에는 꾸준히 저 알레르기 식품을 먹여본 다음 생후 10개월 정도에 시작한다. 알레르기가 없는 아이라면 이유식 중기에 미음에 넣어 먹여본다. 4~5일 동안 하루 한 끼씩 먹여 이상이 없으면, 차츰 양을 늘린다.
돼지고기	●●●●●	12개월이후	육류 중 가장 늦게 시작할 것, 소화가 어려워 아직 어른 식사에 익숙하지 않은 아이에게는 적합하지 않고, 알레르기 유발 위험도 높은 편이다. 12개월 이후에 시작하고, 처음에는 지방이 적은 살코기로 삶아서 먹인다. 5일 정도 먹여본 후 알레르기 반응이 없으면, 삼겹살이나 목살 등 지방이 포함돼 있는 부분을 조심스럽게 먹여본다. 역시 5일 정도 경과를 보고, 이상이 없으면 안심해도 좋다.
닭고기	●●●	10개월	지방이 적은 가슴살부터 시작한다. 삶거나 쪄서 먹이고, 조리할 때는 소금 간만 한다. 껍질은 지방 함유량이 높으므로 벗겨서 먹이는 게 좋고, 4~5일 정도의 테스트기간을 거치는 것이 좋다.
달걀	●●●●●	12개월이후	알레르기 유발도가 가장 높은 식품으로 알려져 있다. 생후 8개월 이전에는 먹이지 않는 것이 좋고, 10개월 이후에 먹이는 것이 안전하다. 노른자보다는 흰자가 알레르기를 유발할 확률이 높으므로, 처음에는 잘 삶아 노른자만 약간 먹인다. 반숙보다는 완숙이 안전하고, 하루 1개씩 5일 동안 먹이면서 반응을 살핀다. 이상이 없으면 프라이나 달걀찜 등 다양한 방법으로 조리해서 먹인다.
메추리알	●●●●●	10개월	단백질 성분이 달걀과 매우 비슷하므로, 같은 방식으로 테스트해본다. 흰자와 노른자를 분리하기가 쉽지 않으므로, 12개월 이전에는 굳이 먹일 필요 없다.

목욕이 싫어

　지후에게 목욕하는 시간을 악몽과도 같이 두려운 시간이었다. 그리고 내게도 지후의 목욕시간은 피하고 싶을 정도로 힘들다. 지후가 가려워 긁게되면 항상 몸에는 상처가 생겼고, 그런 상처투성이가된 아이를 목욕시키는 그 순간은 모진 엄마가 되어야만했다. 상처에 물이 닿으면서 따가운 그 고통을 못견뎌하며 몸부림치고 비명을 지르는 지후의 힘든 모습을 보면서도 아무렇지도 않은 듯 목욕을 시키는 내 마음은 지후의 상처만큼이나 고통스러웠다.

　몸에 생긴 상처가 아물 즈음이면 영락없이 가려움을 못 참아 다시 긁고 딱지가 다시 상처가 되는 일이 반복되는 가운데 균이 들어가면서 농가진이 생기기도 했다. 어떤 대책이 필요했지만 방법이 없었다.

　그러던 어느 날 같이 병원을 다니던 영훈 엄마로부터 좋은 정보를 얻게 되었다. 상처에 바르는 제품인데 며칠동안 붙이고 있으면 그 속에서 상처가 아물고 새살이 돋아나는 것이다. 목욕을 해도 물이 들어가지 않아 아이가 덜 괴롭다고 애기해주었다, 많은 비슷한 제품을 써보았지만 그 제품이 제일 좋다고 했다.

'듀오덤' 이라는 것이었는데 10cm 짜리 정사각형 한장에 3,300~3,500 원하는 고가의 제품이었다. 당장 의료기상을 검색해 주문을 했다.

그렇게 우리에게 찾아온 듀오덤 덕에 그 이후 목욕과의 전쟁은 거의 끝났다. 아이도 큰 위안이 되는지 상처만 나면 그걸 붙여달라고 오곤 했다. 상처가 감염되는 일도 드물어졌다.

나는 늘 듀오덤을 갖고 다니면서 다른 사람에게 알려주기도 하고 상처가 심한 아이에겐 써보라고 주고 오기도 했다. 아토피로 인해 손이 사이사이 깊이 패이게 되는데 신기하게 그런 곳도 메워지고 새살이 돋는 것을 보았다.

지후는 손이 쪼글쪼글해질 때까지 물속에서 매일 목욕을 해야 한다. 아토피 아이에게 입욕은 뗄레야 뗄 수 없는 일상이다. 입욕은 보습에 필수요소이고, 15분 안으로 따뜻한 정도의 온도에서 해야 한다. 그 시간이 지나거나, 물이 너무 뜨거우면 몸에서 히스타민이 발생해 가려워진다는 것도 알게 되었다. 목욕이 끝나면 빨리 오일과 보습제로 수분이 날아가는 것을 막아주어 보습을 유지해야한다. 하지만 그렇게 보습을 시켜줘도 금새 몸이 건조해지고 가렵고 갈라진다.

보습제도 아이에게 맞는 것이 있다. 항상 테스트를 한 후 선택해야한다. 또한 어딜 가든지 보습제는 꼭 가지고 다녀야 할 필수품이다. 나 역시 어느 날 보습제를 깜빡하고 외출을 했다가 약국에서 얻은 알로에가 든 보습제 샘플을 지후에게 발라줘 본적이 있다.

아이는 금새 가려워 얼굴을 긁어댔고 생수를 사다가 얼굴을 씻긴 후에야 조금 가라앉을 수 있었다. 본인에게 맞지 않는 보습제는 약이 아니라 독이 됨을 또 한번 절실히 느꼈다. 그 뒤 내 주변에는 항상 보습제가 있다.

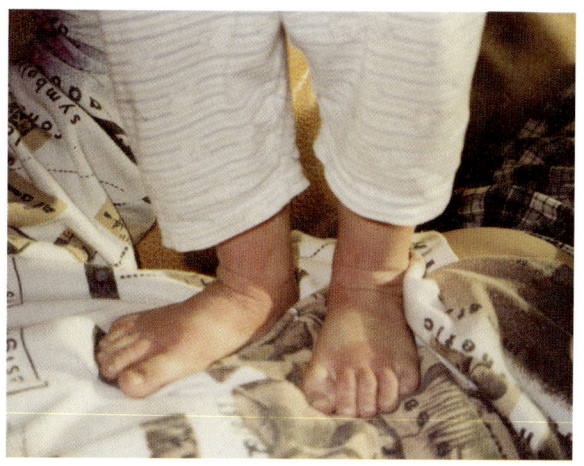

뽕잎차로 도움을 받았던 발

차 안에도, 내가 언제 들고 나갈지 모를 가방마다, 거실에 부엌에 방에, 손만 닿으면 찾을 수 있는 곳에 늘 보습제가 있다.

누구나처럼 나도 입욕을 할 때마다 좋은 입욕제를 검색해서 사용해보았다.

우선은 가장 안전한 녹차를 사용해보았고, 그 후 감잎차, 루이보스티, 아로마, 탱자말린것, 뽕잎차, 전분목욕, 목초액, 노니 등 심지어는 어머님이 일본 온천에서 사오신 가루도 넣어보았다.

탱자는 지후에게 맞지 않아서 오히려 아토피를 악화시켰고 뽕잎차는 발에는 맞았는데 몸에는 맞지 않았다. 검색해보니 뽕잎차는 무좀에 좋은데 그건 곰팡이 균의 일종이었다.

아토피 아이들은 때론 곰팡이 균에도 감염이 된다. 지후의 발도 흡사 곰팡이 균에 감염된 듯했다. 그래서였을까 지후 발은 뽕잎차로 어느 정도 도움이 되었지만, 그냥 아토피증상이었던 지후 몸에는 맞지 않았던 것

아토피 몸 사랑

같다. 그래서 난 아침에는 뽕잎차로 족욕만 하고 저녁에는 루이보스티로 전신 입욕을 시켰다.

또 아로마는 라벤더나 목욕용 블랜딩 제품을 사용하였는데, 아로마의 장점은 지후의 마음을 안정시켜주기도 하는 효과이다.

가려움에도 도움이 되고 상처회복에도 도움이 되지만 이것 역시 장기간 꾸준한 사용이 필요하지 단시간에 눈에 보이는 효과를 기대하지 말아야 한다.

아침부터 저녁까지 늘 그렇게 바빴다.

입욕제 역시 아토피 환자들에게는 개별성이 뚜렷함을 보여주는 실례이다. 어느 사람에겐 맞아도 내게는 안 맞을 수 있는 것이다.

또 입욕제는 내 경우, 도움이 되는 보조제이지 치료제는 아니었던 것 같다. 그리고 기본적으로 아토피에 관한 보조적 치료는 무조건 단시간의 효과를 보려는 조급함을 버리고 악화되지만 않는다면 조금씩 테스트해가며 자신에게 맞는 방법을 꾸준히 사용하는 것이 좋은 것 같다.

▌스테로이드 사용가이드 Ⅰ

임의로 아무 제품이나 선택해서 오랜 기간 바르는 것은 병을 더 키우는 일이 될 수 있다. 스테로이드제를 제대로 알고 사용하려면 전문의에게 상담을 받은 후 적절한 강도의 약제를 선택하여 올바른 방법으로 사용해야 한다.
보통 스테로이드제의 강도는 5단계로 나뉘는데 강도에 따라 가장 강한 것에서부터 1군(가장 강함), 2군(매우 강함), 3군(강함), 4군(부드러움), 5군(약함)으로 분류한다. 이런 분류에 따라 사용하는 부위도 달라지는데 아이들은 3~5군의 제품을 사용하는 것이 보통이다. 하지만 사용하는 부위에 따라 강도가 다른 연고를 발라주는 것이 현명하다. 아이의 피부는 연약한데다 특히 얼굴, 목, 음부는 피부가 얇아서 약한 4~5군을 사용하는 것이 안전하기 때문이다. 또 부위별로 적당한 강도의 제품을 선택했다고 해서 끝이 아니다. 스테로이드제의 부작용을 최소화하기 위해서는 올바르게 바르는 방법을 익혀야 한다.

1. 아이는 엷게 바른다.
스테로이드제를 많이 그리고 장기간 바르는 것은 체내 흡수율 때문인데 아이들의 경우 체표면적 대 체중비가 높고 피부가 연약하므로 흡수율이 높다. 따라서 넓은 부위에 사용할 때는 최대한 엷게 바른다.

2. 3일이 지나면 약한 연고로 교체한다.
스테로이드제 사용 후 빠르면 이틀 정도가 지나면 증상이 나아지기 시작한다. 따라서 3일 정도가 지나면 사용을 중단하는 것이 바람직하다. 그리고 스테로이드제 사용을 중단하는 대신 비스테로이드제처럼 약한 연고로 대체해서 발라 주는데 바르는 횟수와 양도 점차 줄이도록 한다.

3. 습포 요법을 사용한다.
스테로이드제를 이용해서 습포 요법을 하려면 우선 스테로이드제를 바르기 전에 목욕을 시킨다. 목욕을 하면 피부에 수분이 공급되는데 수분이 빠져나가기 전에 스테로이드 연고를 발라서 수분이 빠져나가지 않게 만든다. 그리고 차가운 물을 적신 가제수건을 환부에 2장 이상으로 겹쳐 놓은 뒤 충분히 물기가 스며들도록 10분 정도 기다린다. 이렇게 하면 밀봉 효과가 나서 스테로이드 흡수율이 높아질 뿐 아니라 보습 효과가 나타나서 효과적이다.

4. 진물이 날 땐 로션제를 바른다.
시판되고 있는 스테로이드제는 스프레이, 로션, 크림, 연고로 되어 있다. 따라서 무조건 연고를 사용하기보다 증상의 정도에 따라 제품을 선택하는데, 날씨에 따라 선택해야 하는 종류가 나뉘기도 한다. 우선 진물이 나는 경우에는 연고제보다 효과는 낮지만 로션제를 사용하는 것이 효과적이다. 또 스프레이로 만들어진 제품은 머리나 털이 난 부위에 바르면 좋다. 크림제는 바르면 잘 스며들기 때문에 습도가 높은 여름에 사용하면 좋고, 겨울에는 연고제를 바르면 된다.

5. 진물이 날 땐 감염 예방을 위해서 항생제를 바르거나 심하면 투여한다.
진물이 나는 경우에는 피부가 세균이 잘 자랄 수 있는 좋은 환경이 된다. 세균이나 바이러스 감염이 되는 경우에는 아토피가 문제가 아니다. 패혈증이나 심장 합병증, 또는 신장염 등 수많은 심각한 부작용을 낳을 수 있으므로 필요한 경우에는 반드시 항생제를 바르거나 나아가 항생제를 투여하여 적극적인 감염에 대한 치료나 예방 조치를 하여야 한다.

6. 농가진이나 대상포진처럼 스테로이드제를 사용하지 못하는 경우도 있다.

▌스테로이드 사용가이드 Ⅱ

1. 연고바르는 시기

가려움증을 느끼고 난 후에 연고를 바른다면 이미 버스가 지나가고 손흔드는 식이다. 이미 가려움증이 있는 상태에서 연고를 바르면 연고효과가 나타나려면 30 분이상의 시간이 지나게 되고, 결국 30 분이면 이미 피부를 자극하거나 긁어 버린 후가 된다. 그러므로 일반적으로 가려움증을 느끼는 시간 2 시간전에 미리 연고를 발라두면 좋다. 많은 사람들이 가려움증을 느끼는 시간이 보통 퇴근후나 귀가 후에, 식사 후에 티비나 책을 읽는 시간이거나 자신이 혼자있는 시간이다. 보통 시간적으로 잠자기 1 시간전이다. 그래서 집에 들어가자마자 미리 연고를 바르는 것이 좋다. 가급적 샤워를 하면 더욱 좋다.

2. 연고바르는 횟수

피부과학적으로 연고를 어떻게 발라야하는지는 이미 연구가 되어 있다.
연고를 1 회 바른 경우, 2 회 바른 경우, 3 회 바른 경우, 4 회 바른 경우, 5 회 바른 경우, 10 회 바른 경우, 각각의 치료효과와 피부를 통과하여 흡수되는 스테로이드의 양을 연구한 결과 1 회 보다는 2 회가 효과가 좋았다. 그러나 2 회 이후에는 3,4,5,10 에서 큰 차이가 없다고 밝혀졌다.
그래서 연고는 대부분 2 회 정도를 바르는 것이 효과가 좋다고 한다. 그러나 아토피 피부염의 경우 스테로이드의 장기사용으로 반동현상이 일어날 수 있으므로 1 회만 바를 것을 권유한다. 경험상 잘만 투여하면 1 회 투여로 2 회이상의 효과를 나타낼 수 있다.

3. 연고의 효과를 증가시키는 방법

(1) 투여방법

모든 연고는 수용성이냐 지용성이냐에 따라 흡수도가 다르고 강도도 다르게 나타난다. 하지만 연고의 특성상 피부를 투과해야하므로 연고의 대부분의 성분은 약성분 외에 약성분의 투과를 증가시키도록 이미 만들어져 있다. 그러므로 피부의 상태에 따라 투과되는 정도가 다르게 되는데, 수화된 피부는 연고투여가 간편하면서 잘 흡수된다. 그래서 목욕후에 또는 샤워 후에 바르는 것이 좋다.

(2) 연고선택
적정한 피부상태에 따라 그리고 피부병변의 양상에 따라 다른 형태의 연고가 처방되어야 한다. 그래야 효과를 높일 수 있다. 이 내용은 미묘한 차이가 있어서 말로서는 설명하기 힘들고, 필히 피부과 의사와의 상담이 필요하다.

(3) 증상만이 연고를 선택하게 하는 것은 아니다.
가려움증을 느끼고 난 후에 연고를 바른다면 이미 버스가 지나가고 손흔드는 식이지요. 이미 가려움증이 있는 상태에서 연고를 바르면 연고효과가 나타나려면 30 분이상의 시간이 지나게 되고, 결국 30 분이면 이미 피부를 자극하거나 긁어 버린 후가 된다.

4. 아토피 치료의 기본은 보습
일반적으로 로션을 바르고 연고를 바르는 경향이 있으나, 가급적 샤워나 세안 후에 먼저 연고를 바르고 로션을 바르는 것이 더욱 좋다. 연고를 나중에 바르는 이유가 로션을 덧바르면 바르는 과정에 연고가 다른부위에서 번지기도 하며 연고를 바르고 로션을 바르면 연고가 희석되기 때문이다.
그러나 연고에는 대부분의 경피투과를 증가시키는 조성으로 이루어져 있어서 바름과 동시에 이미 약성분은 투과가 되기 시작하고 효과를 나타내기 시작하므로 문제가 되지 않으며, 아토피 피부염의 경우 정상적으로 보이는 피부도 정상이 아니고 아토피 피부염을 일으키기 쉬운 피부 상태이므로 정상적일 지라도 연고를 바르는 것이 증상호전과 악화예방에 도움이 된다. 또한 로션을 먼저 바르면 연고성분이 약의 투과를 방해하기도 하므로, 원하는 약성분을 우선적으로 투여하고 로션을 발라 치료효과를 높여야 한다.

5. 연고를 끊는 시기

좋아졌다고 연고를 안쓰면 곧 재발할 수 있다. 그러므로 연고도 약화시키면서 끊어가야 한다. 매일 1 회를 2 일 1 회로, 그리고 1 주일에 2 회로 그리고 증상에 따라서 연고를 발라가며 서서히 끊어야 한다.

(1) 증상의 호전
증상이 좋아지지 않거나, 할 때 연고를 줄이면 치료효과가 없는 상태에서 약을 줄이는 것이니, 연고를 줄이면 더욱 효과를 못볼 것이다. 증상이 호전됐다고 느낄 때 서서히 줄여간다.

(2) 먹는 약을 줄일 수 있을 때
먹는 약은 아토피 피부염 부위외에 다른 정상부위에도 영향을 미친다. 즉 장기간 사용하면 다른 부위에 원하지 않는 효과, 즉 부작용이 나타날 수 있다. 그래서 먹는 약을 오랜기간 사용하면 안되는 것이다. 그런 연유로 먹는 약은 가급적 빨리 줄이는 것을 원칙으로 하는데, 이때에 치료효과를 충분히 보지 못하는데도 연고를 줄인다면 호전은 느끼지 못한다. 먹는 약으로 충분한 효과를 볼 수 있을 때 연고도 줄인다. 우선 약을 줄이는 대상은 먹는 약을 줄이고 나서 바르는 제제를 줄인다고 생각하면 된다.

(3) 바르는 기간이 1달 이상이면
연고 사용 기간이 길어지면 국소도포제제의 부작용이 나타날 수 있다. 그래서 연고를 대체 할수 있는 세라마이드 로션이 필요한 것이다. 연고의 지속적인 흡수는 혈관을 약하게하거나 확장시켜서 부작용을 나타내므로 연고에 대한 노출시간을 줄이는 목적으로 로션이나 크림을 사용할 수 있다.

(4) 연고양에 따라
연고양에 대한 절대 기준은 없지만, 1g이 10cm x 10cm을 하루 2회 바르는 용량으로 적정하다고 하니, 하루 1회를 바른다면 10cm x 20cm 으로 하면 얼굴정도가 된다. 즉 10g 짜리 하이드로콜티손이나 큐티베이트를 얼굴부위만큼 바른다면 10일 정도의 양이다. 그 이상 쓴다면 줄여야 한다. 그러나 만약 전신이라면 연고를 하루 1개 이상은 써야 할 것이다. 건선에서는 특히 이런 경우가 많다. 하지만 아토피 환자들과 달리 건선에서 스테로이드가 나쁜 것은 알지만, 증상에 대한 효과나 증상의 심한 정도를 환자가 체감하는 정도가 높아서 많이 사용하고 있다. 아토피 환자들은 우선적으로 전신적으로 증상이 있다고 해도 가려운 부위와 심한 부위를 중심으로 바르고 먹는 약을 복용하거나 세라마이드 크림이나 로션 등의 보조제를 중점적으로 바르는 것이 부작용을 막는 방법이다.

■ 스테로이드의 부작용

스테로이드제의 자랑거리는 지금껏 일류가 개발한 약제 중 가장 강력한 항염작용을 지니고 있다는 것이다. 반면에 장기사용시 반드시 부작용은 수반하게 된다. 따라서 아토피의 치료에 있어 스테로이드제는 처음 사용시 놀라울 정도의 효과를 발휘하여 증상을 완전 소실시켜 버리지만 이는 잠시뿐 증상은 스테로이드 사용을 중지함과 함께 다시 나타나며 반복사용과 함께 증상은 더욱 심해져 간다.

1. 내과적 부작용

내과적부작용은 스테로이드 내복약, 주사제로 일어나는 부작용으로,

- ▶ 장기간 또는 잘못 사용하면 얼굴이 보름달 모양으로 둥글게 되는 쿠싱증후군이 나타나며 뺨이 붉게 변한다.
- ▶ 목 뒤가 지방질이 쌓여 튀어나온다.
- ▶ 팔과 다리는 근육이 약해져 가늘어지는 반면 복부는 비만을 초래한다.
- ▶ 임산부가 아기를 낳은뒤 피부가 트는 것처럼 피부에 붉은색 선조가 나타난다.
- ▶ 피부가 약간만 스쳐도 멍들고 뼈가 약해져 쉽게 골절된다.
- ▶ 당뇨병과 고혈압의 원인이 되기도 한다.
- ▶ 인체의 면역기능을 억제, 각종 세균(결핵.무좀 등)에 쉽게 감염된다.
- ▶ 위점막의 혈액공급을 차단, 위염· 위궤양을 유발한다.
- ▶ 2주이상 장기간 사용하면 신체내에 자연적으로 생성되는 당질코르티코이드의 생산이 중지되고 더 나아가 생산공장인 부신이 위축, 스테로이드를 만들 수 없게 된다.
  이때 외부에서 투여하던 스테로이드 공급을 중단하면 스트레스를 이기지 못해 혼수상태 또는 사망에 까지 이를 수 있다.

2. 외과적 부작용

외과적부작용은 스테로이드 연고제를 장기사용함으로써 나타나는 부작용으로,

▶ 피부가 얇아지고, 피부가 늘어난 자국, 줄 등이 생긴다.
▶ 혈관이 확장된다.
▶ 피부감염에 쉽게 걸린다.
▶ 피부가 쉽게 상처나고 찢어지게 된다.
▶ 입주변에 발진이 생긴다.
▶ 스테로이드연고에 알레르기를 일으키게 된다.
▶ 백내장, 녹내장을 유발하기도 한다.

3. 리바운드 현상

리바운드 현상이란 장기간 사용해온 스테로이드제를 끊음과 동시에 아토피 증상이 폭발적으로 심해지는 현상을 말한다.
리바운드(rebound)란 '공이 튀다'의 의미로 증상이 약을 쓰기전의 상태로 혹은 그 이상으로 갑자기 심해지는 것을 의미하며 일명 스테로이드 이탈현상(=탈스 현상)이라고도 한다.

흔히 아토피 환자들은 초진시부터 병원의사로부터 연고라는 것을 처방받게 되고 심할때마다 혹은 필요시에 연고를 바르도록 지시받는다.
하지만 이 스테로이드 연고라는것은 마치 마약과 같아서 사용을 반복하면서 습관성이 되며 장기 사용을 계속하는 중에 듣지않게 되어 더욱더 강한 약이 필요한 상태로 되는 경향이 있다. 즉, 스테로이드에 의존하는 상태가 되는 것이다.
따라서 장기사용은 불가피하게 되며 장기간 사용하다가 갑자기 중단하게되면 리바운드 현상이 나와 전보다 훨씬 심한 상태가 되는 것이다.
이 때문에 스테로이드로부터 이탈은 어려워지고 자꾸 의존하게 되는 것이다.

보통 성인의 경우 연고를 5년 10년이상 매일같이 사용한 분들이 많은데 이럴 경우 연고를 갑자기 중단하게 되면 사회생활이 불가능해질 정도로 상황은 심각해지므로 탈스도 신중을 기해서 해야 한다.

사람에 따라 차이가 있지만 보통 진물이 철철 흐르기도 하고 얼굴이 팅팅 붓기도 하며 극심한 가려움과 각질, 열감에 잠을 이루지 못하게 된다. 또한 온몸이 으슬으슬 춥기도 하고 밤낮이 바뀌기도 하고 손발이 얼음장처럼 차지는등 자율신경실조증과 같은 증상이 나타나기도 한다. 신체의 전반적인 면역력이 떨어져 피부감염증이 오기도 하고 감기, 몸살과 같은 증상이 이어지기도 한다. 이런 신체적인 고통과 외모로부터 오는 정신적인 충격과 스트레스때문에 우울증이 오는 경우도 있다.

리바운드 현상은 그동안 사용한 연고의 강도나 기간에 따라 달라지게 된다.

연고 사용기간이 짧고 강도가 약하면 그만큼 리바운드 현상도 약하게 나타나게 되며 반대로 연고 사용기간이 길고 강한약을 썼을수록 리바운드 현상은 강하게 나타나는 것이다.

리바운드 기간 또한 사용한 연고의 기간과 강도에 따라 달라지지만 보통은 수주에서 수개월이상 심한 상태가 계속된다. 심한 경우는 1년이상 가는 경우도 있다.

4. 태선화

태선화 현상이란 장기간에 걸쳐 반복하여 긁거나 비벼서, 피부가 두꺼워져 코끼리 피부처럼 된 상태를 말한다.

반복해서 긁다보면 피부에 상처가 나고 아무는 과정에서 피부가 거뭇거뭇하게 변하는 현상. 마치 상처가 생긴뒤 아물면서 피부가 일시적으로 검게 변하는 것과 마찬가지 원리이다. 피부 염증이 잘 컨트롤이 되어가면 최종적으로는 사라져 없어지므로 너무 걱정하지 않도록 한다.

■ 스테로이드 연고 분석 가이드

이름(한글)	이름(영문)	제조회사	조성	등급	비고
건풍 암시노나티드 연고	Amicinonide	건풍제약	Amcinonide	2(강함)	-
나나솔	Nanasol	고려제약	Hydrocortisone acetate	5(순함)	항생제 포함
나네신 연고	Nanesin	안국약품	Diflucortolone valerate	1(매우강함)	-
나리코트 크림	Naricort	동광제약	Budesonide	3(보통)	-
네리소나 0.3(보통)% 연고	Nerisona	한국쉐링	Diflucortolone valerate	1(매우강함)	-
더마톱	Dermatop	한독약품	Prednicarbonate	4(약함)	
더모베이트	Dermovate	한국쉐링	Clobetasol 17-propionate	1(매우강함)	
데타손	Dethasonw	고려제약	Desoxymethasone	2(강함)	
덱사덤 크림	Dexsaderm	한국쉐링	Dexamethasone propionate	2(강함)	
도모호론	Domo-horn	고려제약	Clobetasol 17-propionate	1(매우강함)	
디오덤크림	Dioderm	한국쉐링	Diflorasone diacetate	1(매우강함)	
디프라크림	Difra	고려제약	Diflorasone diacetate	1(매우강함)	
디프로젠타 크림	Diprogenta	유한양행	Betamethasone dipropionate	2(강함)	항생제 포함
라벤다 크림	Lavenda	청계약품	Betamethasone dipropionate	2(강함)	항생제 포함
라소니드 크림	Rasonide	한국쉐링	Budesonide	3(보통)	
라이덱스 크림	Lidex	고려제약	Flucinonide	2(강함)	
락티케어 HC 로오숀	Lacticare-HC	한국스티펠	Hydrocortisone	5(순함)	
로카살렌 연고	Locasalen	고려제약	Flucinonide	4(약함)	
리도멕스	Lidomex	한국쉐링	Prednisolone valerate acetate	5(순함)	
리베카 크림	Ribeca	고려제약	Difluprednate	2(강함)	
믹스겐 크림	Mixgen	일양약품	Betamethasone dipropionate	2(강함)	
바스피드	Vaspit	한국쉐링	Flucortin butylester	5(순함)	
박탈-지 크림	Bactal_G	아주약품	Triamicinolone acetonide	3(보통)	
베로신 연고	Verosin	알파제약	Clobetasol 17-propionate	1(매우강함)	

이름(한글)	이름(영문)	제조회사	조성	등급	비고
베베크림	Bebe	명문제약	Budesonide	1(매우강함)	
베타덤 지 크림	Betterderm-G	고려제약	Betamethasone valerate	2(강함)	항생제 포함
베타디엔 연고	Betadien	고려제약	Clobetasol 17-propionate	1(매우강함)	항생제 포함
베타베이트	Betavate	고려제약	Clobetasol 17-propionate	1(매우강함)	-
베타크로지 크림	Betacloge	수도약품	Betamethasone dipropionate	2(강함)	항생제 포함
보송 크림	Bosong	안국약품	Prednisolone valerate acetate	5(순함)	-
복합 마데카솔 연고	Madecassol comp	동국제약	Hydrocortisone acetate	5(순함)	항생제 포함
복합 세니아 연고	Cenia comp	동광제약	Hydrocortisone acetate	5(순함)	항생제 포함
복합 티코신 연고	Ticosin comp	수도약품	Hydrocortisone acetate	5(순함)	항생제 포함
비스덤 크림	Visderm	유한사이나미드	Amcinonide	2(강함)	-
새로젠타/세로젠타-에이 크림	Saerogenta/Saerogenta-A	안국약품	Betamethasone dipropionate	2(강함)	항생제 포함
스칸지 크림	Scan-G	순천당제약	Betamethasone dipropionate	2(강함)	항생제 포함
스타손-지 크림	Sterocin-G	건풍제약	Betamethasone dipropionate	2(강함)	항생제 포함
스테로신 지 크림	Sterocin-G	청계약품	Betamethasone dipropionate	2(강함)	항생제 포함
스테롤비 로요숀	Sterol-B	합동약품	Hydrocortisone-17-butyrate	4(약함)	-
스테이벤 액	Staven	합동약품	Clobetasol 17-propionate	1(매우강함)	-
스테파론	Staparon	합동약품	Flucinonide	2(강함)	-
스펙터 크림	Spector	고려제약	Triamicinolone acetonide	3(보통)	항생제 포함
시노겐 크림	Cinogen	삼아약품	Flucinonide	2(강함)	항생제 포함
시르나 엠씨/사르나 에취씨 로숀	Sarna MC/Sarna HC	현대약품	Hydrocortisone	5(순함)	-
시콜텐-피 크림	Sicorten-P	한국 썰 시바-가이기	Halomethasone	?	항생제 포함
쎄레스톤 지 크림	Celestone-G	유한양행	Betamethasone valerate	2(강함)	항생제 포함
아드반탄 연고	Advantan	한국쉐링	Methylpredinisolone aceponate	3(보통)	-
아디다스 크림	Adidas	태극약품	Flucinonide	2(강함)	-
아리코트 크림	Aricort	일동제약	Betamethasone dipropionate	2(강함)	항생제 포함
아몰지 크림	Amol-G	초당약품	Betamethasone dipropionate	2(강함)	항생제 포함

이름(한글)	이름(영문)	제조회사	조성	등급	비고
아미솔 크림	Amisol	동일신약	Clobetasone butyrate	4(약함)	-
아코졸 연고 /아코졸-지 크림	Akozol/ Akozol-G	수도약품	Triamicinolone acetonide	3(보통)	항생제 포함
에로신	Elocyn	동화약품	Mometasone furoate	3(보통)	-
에스코 연고	Esco	한국사노피	Triamicinolone acetonide	3(보통)	항생제 포함
에스파손	Esperson	한독약품	Desoxymethasone	2(강함)	-
에코론-지 크림	Ecolon-G	한미약품	Triamicinolone acetonide	3(보통)	항생제 포함
에코암시론 크림	Ecoamcilon	성진제약	Triamicinolone acetonide	3(보통)	항생제 포함
엑스엘-완 겔	XL-1	현대약품	Flucinonide	2(강함)	-
엔딕스-지 크림	Endix-G	동광제약	Triamicinolone acetonide	3(보통)	항생제 포함
울트라란 연고	Ultralan	한국쉐링	Fluocortolone	2(강함)	-
웨스트코트 크림	Westcort	보령제약	Hydrocortisone-17-valerate	4(약함)	-
유모베이트	Eumovate	한국그락소웰컴	Clobetasone butyrate	4(약함)	-
제미코트연고 0.1%	Gemicort	한화의약사업부	Triamicinolone acetonide	3(보통)	-
진로히드로코르티손 연고	Hydrocortisone	진로종합유통	Hydrocortisone	5(순함)	-
캄비손 연고	Cambison	한독약품	Prednisolone	5(순함)	항생제 포함
큐티베이트 크림	Cutivate	한국그락소웰컴	Fluticasone propionate	3(보통)	-
크로네틴 연고	Clonetin	동국제약	Clobetasol 17-propionate	1(매우강함)	항생제 포함
타미코트 크림	Tamicort	상아제약	Betamethasone dipropionate	2(강함)	항생제 포함
테라코트릴외용연고	Terracortril	한국화이자	Hydrocortisone	5(순함)	항생제 포함
토피프람 연고	Topifram	한독약품	Dexamethasone	2(강함)	항생제 포함
토필라 크림	Topilar	동국제약	Fluclorolone acetonide	2(강함)	-
트리덤 크림	Triderm	건일약품	Betamethasone dipropionate	2(강함)	항생제 포함
트리코트 크림	Tricort	동광제약	Triamicinolone acetonide	3(보통)	-
파나덤 크림	Panaderm	대유신약	Betamethasone dipropionate	2(강함)	항생제 포함
푸란콜	Plancol	중외제약	Hydrocortisone-17-butyrate	4(약함)	-

이름(한글)	이름(영문)	제조회사	조성	등급	비고
푸레디 연고	Predi	수도약품	Prednisolone valerate acetate	5(순함)	-
푸레마이신-디 연고	Premycin-D	한국사노피	Prednisolone	5(순함)	항생제 포함
푸로킨 연고	Prokin	한국사노피	Clobetasol 17-propionate	1(매우강함)	항생제 포함
하이드 로숀	Hyde	태평양제약	Hydrocortisone-17-butyrate	4(약함)	-
하이드코트 크림	Hydcort	상아제약	Hydrocortisone-17-valerate	4(약함)	-
할로그 크림	Halog	동아바이오테크	Halcinonide	1(매우강함)	-
할시콤 크림	Halcicomb	동아바이오테크	Halcinonide	1(매우강함)	항생제 포함
홀트 크림	Holt	경남제약	Betamethasone valerate	2(강함)	항생제 포함
후루모트 에프 연고	Flumort F	한일약품	Fluocinolone acetonide	2(강함)	항생제 포함
후루모트 크림	Flumort	한일약품	Fluocinolone acetonide	2(강함)	-
후시코트 크림	Fucicort	동화약품	Betamethasone	2(강함)	항생제 포함

각질과의 전쟁

조니뎁이 주연으로 나온 〈가위손〉이라는 영화를 보면, 주인공 가위손이 얼음조각을 할 때 그 파편이 날려 마을에 눈이 내리는 장면이 나온다.

지후의 이불을 털면 그 각질들이 햇빛에 반사되어 눈이 오는 것처럼 흩어진다. 바람에 날려 흩어지는 각질처럼 지후의 아토피도 바람에 날려 사라졌으면 좋으련만.

아토피와 각질은 뗄 수 없는 관계이다.

빨갛게 발진이 되고 나아질 무렵 생겨나는 것이 각질이다.

각질은 크게는 생선 비늘같이 떨어지기도 하고 자잘한 부스러기처럼 흩어지기도 한다. 각질이 생기면 피부가 더 건조하고 더 가려운듯했다. 그렇지만 대부분 각질이 벗겨지고 나면 새살이 돋는다. 그래서 내게 각질은 좋은 징조로 보여졌다.

하지만 문제는 각질이 생기면 더 가렵다는 것이었다. 그래서 각질이 생길 때의 케어는 참 어렵다. 보습도 잘 안되고 가려움도 더하게 된다. 그때의 최선의 방법은 입욕이 아닐까 한다.

아침이면 이불을 털어내곤 했는데 그때 나오는 각질들은 마치 눈이 내리는듯했다. 옷을 갈아입히려 벗기면 우수수 떨어져 흩어지는 각질들. 이웃집에 놀러 다녀도 차를 타도 어디에나 지후가 지나는 자리에는 각질이 흔적으로 남아있곤 했다. 하루에도 몇 번씩 청소기를 돌려야 할 정도로 바닥은 늘 각질로 가득했다.

그런 각질탓에 지후가 크면서 한가지 습관이 생기게 되었다. 각질을 떼어내는 습관이다.

난 지후에게 혹여라도 살이 다칠까 떼지 말라고 하지만 지후는 이내 화를 내고는 다시 집중하여 떨어지고 있는 각질들을 떼어낸다. 그래서일까 시각장애인들이 청각에 민감한 것처럼 지후는 집중력이 남다르다. 아마도 어려서 아픈 기억들이 조금은 다른 방향으로 발달을 해 나가는게 아닌가 싶다.

때로 지후에게 해가 되지 않을 때까지만 지후가 하는대로 놔둘 때가 있다. 아이가 긁을 때 엄마의 마음은 이루 말할 수 없이 아프다. 그래서 때론 아이를 못 긁게 하기도 하고 심지어는 화를 내거나 혼내기도 한다.

이해할 수 밖에 없는 현실이지만, 극심한 가려움으로 긁는 아이에게 긁지 말라고 하는 걱정스런 말 한마디가 오히려 아이가 더 가렵게 만드는 경우도 있다.

> **몸사랑의 제ან**
> **아이의 마음을 이해해주세요**
> 아이가 긁을땐 아이의 마음을 이해하는 따뜻한 말한마디가 도움이 될 수 있습니다.
> 무조건 못 긁게 하면 스트레스로 더 가려워지기도 하거든요.
> "많이 가렵구나~ 조금만 살살 긁자~ 열 셀동안만 긁을까 우리?"
> 등등 아이가 스트레스를 받지않도록 속상하시더라도 가급적 혼내지 말고 아이의 마음을 읽어주세요.

아토피 몸 사랑

아토피 아이들은 스트레스에 민감하게 반응하기 때문에 그런 언급이 더 가렵게 만들고 아이 스스로 죄의식을 갖게 하기도 한다. 그래서 나는 그런 방법보다는 간혹 긁도록 놔둔다. 대신 지후에게 조금만 긁자고 이야기 하고 '지후가 많이 가렵구나 ~ 피 안나게 조심하자 ~ 피 나지 않게 살살 긁어 ~' 라고 미리 말해준다. 그리고 나는 무심한 척 하지만 지후를 조심스럽게 관찰을 하고 혹여 상처가 날 정도로 심하게 긁으면 자제시켜준다.

물론 위험요소를 가지고 있지만 내 경우를 보면 이렇게 아이의 마음을 알아주는 것이 아이의 가려움을 더 쉽게 가라앉히는 방법이기도 했다.
어떤 때에는 관심을 다른 곳으로 바꿔주기도 한다.
손을 가지고 하는 활동을 하게 한다거나 움직이는 활동을 하게 한다.
그래서 유치원 선생님께도 지후가 긁을 때 긁지 말라고 하지 말고 아이의 관심이 다른 곳으로 옮겨지도록 지도해주십사 부탁을 드리기도 한다.

몸에만 각질이 생기는 것이 아니고 머릿속에도 각질이 무수히 생긴다.
특히 머릿속 각질을 해결하느라 파뿌리를 삶은 물에 머리를 감겨주기도 했다. 아주 작은 효과는 있었다. 그 후 나는 아예 지후의 머리를 가장 짧게 밀어주곤 했다
지후가 미용실을 너무 무서워해서 간판만 보고도 달아나는 통에 나는 소위 '바리깡'이라고 하는 이발기계를 구입해서 직접 밀어 주곤 했다. 머리를 짧게 밀면 보습을 하기가 좋아서 가려움에 도움이 되었다. 그래서 우리 지후의 머리는 늘 밤톨 같다.

조금은 욕심을 부려 멋지게 머리를 길러주고 싶어도 늘 가려워 머릿속을 긁는 지후 앞에서 내 작은 욕심은 버려지곤 했고 이내 또다시 바리깡을 손에 든다.

> **TIP**
>
> **증상이 호전되면서 각질이 생길 수 있다.**
> 피부에 염증이 생긴 뒤 이것이 호전될 때에는 결국 피부 기저층에서 재생이 되어야 한다. 그러나 아토피의 경우에 피부는 한 번에 새 피부가 밀고 올라오는 것이 아니라 마치 양파 껍질 벗겨지듯이 새살이 한 꺼풀씩 올라온다. 그래서 이때 재생 과정에서 각질화가 일어나고, 각질화는 다시 건조함으로 이어지고, 건조함은 가려움을 유발한다.
> 아토피가 적절히 치료되지 못할 때에는 새로 생긴 피부 염증과 생겨 있는 염증이 호전되면서 발생하는 각질화와 인설이 섞여 있어서, 환자는 각질화가 되는 것조차도 아토피의 악화로 여기는 경우가 많다. 실제로 이러한 각질화로 인한 인설의 발생을 지금까지도 아토피의 진단 기준으로 삼고 있다. 또 어떤 아기의 엄마는 아기의 피부 발진이 사라지면서 인설화 되어 호전되고 있는 것을 상태가 나빠졌다고 오해하기도 한다. 하지만 단순히 눈에 보이는 것만으로 판단을 하면 안 된다. 무엇이 어떻게 나빠졌는지를 확인하여야 하고, 각질이 늘었다고 하면 그것은 나빠지는 것이 아니고 피부가 나아가는 과정이라는 것을 알아야 한다.
> 서울 알레르기 클리닉의 연구 결과, 환자의 호전 과정에서도 심한 각질화가 발생하면서 환자의 피부가 호전되는 것을 관찰할 수 있었다. 따라서 치료 중에 다른 피부 발진 없이 각질이 많아지는 것은 증상이 호전되는 것으로 생각하고, 피부 재생이 어느 정도 끝날 때까지 보습에 적극 신경을 쓰고 특히 아로마 요법을 더해주어야 한다.

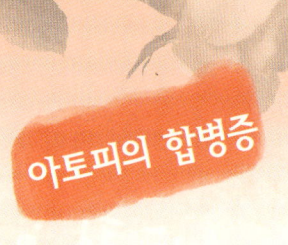

아토피의 합병증

아토피는 아토피 그 자체만이 문제가 아니었다.

함께 따라오는 여러 질병들도 무시할 수 없는 일들이었다. 농가진, 물사마귀, 천식, 비염, 결막염, 망막분리, 쇼크……

여기서는 내가 그동안 겪었던 일들을 통해 얻게 된 노하우를 적어보았다.

농가진

어느 날 늘 긁어 상처가 끊이지 않던 지후의 턱에 동그란 형태에 그 위가 노랗게 농이 들어있는 노란 도돌이가 생겨났다.

나는 단순히 상처에 염증이 생겼다고 생각하고 약국에서 소독약과 후시딘과 거즈를 사와서는 지후 턱을 소독하고 연고를 바르고 거즈로 붙여놓았다. 혹여 지후가 또 긁을까 해서였다.

다음날 아침 턱을 본 나는 깜짝 놀랐다. 조금은 아물어있을 줄 알았던 지후의 턱이 그 동그란 농 투성이로 번져 있었던것이다. 턱 뿐이 아니라 지후 손등도 발도 농이 있었다. 가려움도 극심했고 농이 점점 번져가는 듯 했다.

결국 소아과를 찾아갔다.

의사선생님은 농가진이라며 항생제를 처방해주었다. 손톱사이의 균이 긁는 부위마다 옮겨 다니며 농가진이 번진다는 것을 그제서야 알았다. 결국 거즈를 붙인 것은 농가진이 턱 전체로 번지게 하는 역할을 한 것이다.

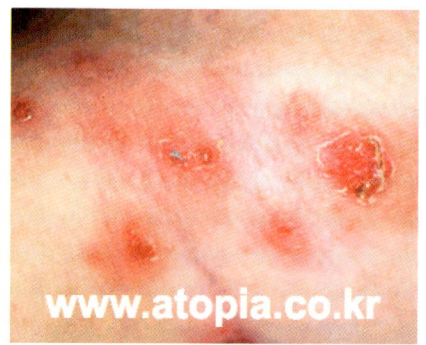

아이를 도와준다는 것이 아이를 더 힘들게 만들었다. 결국 항생제를 먹으며 치료할 수 밖에 없었다. 나는 집으로 가서 농가진을 검색했다. 뜻밖에도 아토피와 농가진은 늘 붙어 다니는 짝이었다. 농가진이 바로 2차 감염이었다.

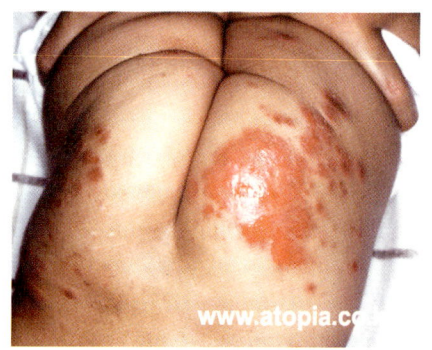

농가진

스테로이드 연고를 바르는 부위에 상처가 생기면 그 부위는 농가진 등의 감염에 노출되기가 쉽다는 것도 알았다.

그 농가진은 가려움이 아토피보다도 더한 듯 했다. 그 이후 난 늘 열심히 지후의 상처들을 살피기 시작했다. 혹여라도 농가진이 한 개라도 생기면 번지기 전에 듀오덤을 붙여주었고, 초기진압이 가장 효과적임을 알게 되었다.

이즈음 지후는 손톱사이가 곪는 일도 많아졌다.

균이 손톱사이로 들어가서 염증을 일으켰고 손톱을 누르면 농이 흘러 나올 정도였다. 지후는 많이 아파했고 그 손톱사이의 염증을 해결할 방법이 없었다. 그때 생각난 것이 프로폴리스 원액이었다. 호주에서 사온 그 원액을 손톱사이를 살짝 벌려 떨어뜨려주니 며칠 안가서 다 아물었다.

그 이후 철저히 예방하는 길 밖에 없다는 생각으로 지후의 손톱을 짧게 깎은 후 프로폴리스 원액을 예방차원에서 떨어뜨려주기도 했다. 그리고 지후의 손톱깎이와 손톱갈이까지도 소독용 알콜로 주기적으로 소독해 주었다. 그날의 놀랬던 경험 이후 농가진과 손톱염증은 지후를 더 이상 힘들게 하지 않았다.

물사마귀

어느 날 지후 콧등에 맑은 도돌이 하나가 생겼다.
수포같이 생긴건데 조금 후에 살펴보니 팔뚝에도 2개가 있었다.
여느 아토피는 아니었다. 심상치 않아보였다. 알레르기클리닉에서 물어보니 물사마귀라고 했다. 바이러스감염으로 생기는 건데 아토피 아이들에게 잘 생기고 아토피 아이들이 기본적으로 긁기 때문에 순식간에 번진다고 했다. 바로 집에 와서 물사마귀를 검색하기 시작했다. 수포속에 하얀 알갱이가 있는데 그것이 바로 바이러스 덩어리라고 한다. 그래서 치료시에는 반드시 그것을 없애야 한다.

기본적으로 바이러스 감염이므로 면역력만 좋아지면 6개월정도 후에 저절로 없어지고 가려움도 없다고 한다. 예전에는 소아과나 피부과에서 그것을 긁어내곤 했지만 최근에는 아이의 고통도 큰데다가 실제로 생활에 별 지장이 없어 그냥 놔두는 경향으로 흐른다고도 했다.

하지만 아토피 아이들은 자주 긁으므로 그 사이 수포가 터지고 바이러스가 급속도로 퍼지게 되어 전신에 물사마귀가 생기면 보기에 너무 흉하다는 것이 문제였다. 번지기 전에, 초기에 몇 개밖에 없을 때 치료하는 것이 나을 것 같았다.

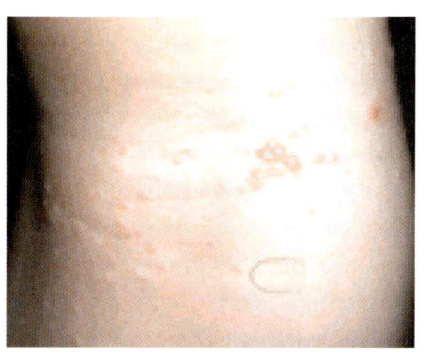

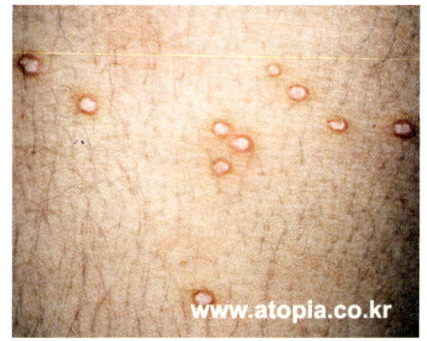

물사마귀

그래서 근처 피부과를 찾았다.

그러나 내가 그곳에서 들은 이야기는 그야말로 기가 막히는 이야기였다. 자신들은 그것을 치료하지 않는다며 전신에 다 퍼지면 대학병원으로 가라는 거다. 난 돈이 되지 않는 그런 물사마귀에는 관심 없다는 식의 태도에 기가 막혔다.

결국 그 병원 홈페이지에 글을 올리고서야 사과를 받을 수 있었다. 이내 다른 병원을 수소문해서 갔다. 우리 아토피엄마들이 늘 겪듯이 이곳에서 역시 주제는 물사마귀가 아니라 아토피였다. 나는 솔직하게 말했다.

그러면 내 아이에게 스테로이드 연고외에 무엇을 해줄 수 있냐고, 없지 않느냐고 물었다. 다행히 그 의사선생님은 시인했다.

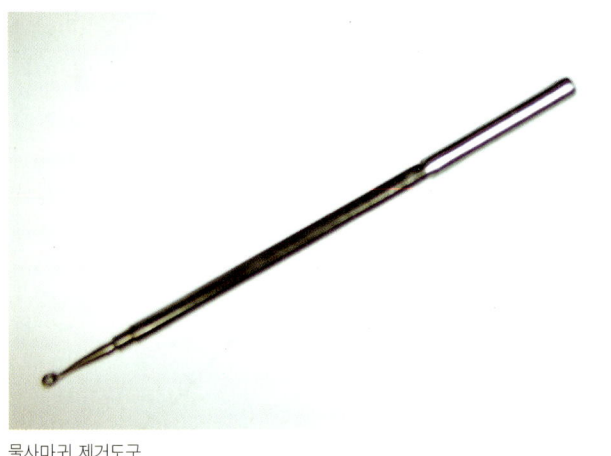
물사마귀 제거도구

그리고 아토피환자의 부모들이 다른 일로 병원을 갈 때에도 아토피가 거론되곤 하는 현실이 너무 힘들다고 말했다. 그 의사선생님은 그때부터 아토피 얘기는 안하기로 했고 지후의 물사마귀를 치료해주었다. 나는 그 순간 물사마귀를 떼어내는 기구를 살 수 없냐고 물었고 의사선생님이 가르쳐 준 대로 의료기상에서 여드름 짜는 기구를 샀다.

그 이후에는 물사마귀가 하나라도 생기면 하얀 알갱이가 속에 보일 무렵 기구를 이용해 눌러 떼어내고 그 속에 있던 하얀 알갱이인 바이러스 덩어리가 제거되어 나왔는지 확인을 한 후, 혹시라도 번질까 싶어 소독을 한 후 듀오덤을 붙여놓곤 했다. 그 덕분에 이젠 물사마귀에 대한 나의 걱정도 한시름 덜게 되었다.

아토피행진 (천식 – 비염 – 결막염)

지후가 아기였을 때는 콧물이 떠날 날이 없곤 하더니 조금 더 커가면서는 천식이 오기 시작했다. 아토피 때문에 독감예방접종도 할 수 없었던 지후에게 감기는 쥐약이었다.

감기약의 시럽이 지후의 아토피를 악화시켰고 감기 자체로도 아토피는 악화되었다. 거기에 기침이 나기 시작하면 언제라도 천식으로 발전할 수 있었기 때문에 나는 늘 지후의 숨소리에 민감했다.

아토피는 천식과 비염 그리고 알레르기결막염으로 진행되는 순환고리를 가지고 있다.

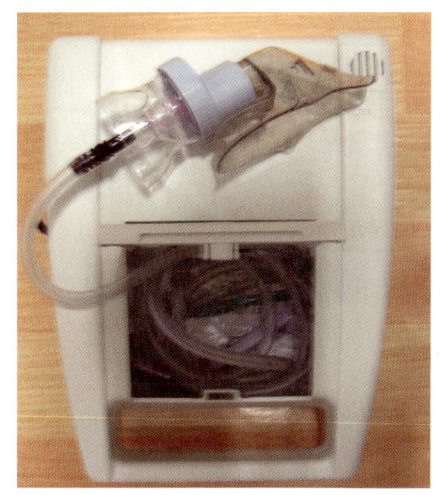

네블라이져

천식은 주로 밤에 일어나곤 해서 나는 늘 기관지확장을 돕는 기침약을 준비해놓곤 했다. 천식이 심해지면 집에 구비해 논 네블라이져(호흡기치료기)에 벤토린과 천식약을 넣고 호흡기 치료를 해준다.

천식은 숨소리를 들어보면 아는데 쌕쌕거리는 소리가 난다. 그리고 뛰거나 하면 숨쉬기가 힘들어지기 때문에 아이를 안정시켜야 한다.

아토피의 한 합병증으로 망막분리가 있다는 얘기를 들은 후로는 아이가 눈을 비빌 때마다 가슴을 쓸어내려야만 했다. 혹여 눈을 심하게 비벼 망막분리가 일어나 실명을 하게 될까봐 노심초사, 숨쉬기 힘들까 노심초사.

아토피가 단지 아토피에서 그치지 않기 때문에 늘 긴장하며 아이의 상태를 살펴야 한다.

> **몸사랑의 제안**
>
> **합병증에 대처하기**
> 아토피환자에게 생기는 합병증을 빨리 치료하는 법은 철저한 청결이 우선되겠지만 결국은 초기진압이 최선의 방법임을 느낍니다.
> 항상 세심히 아이의 피부를 살펴주세요. 심해지기 전에 잡자구요.

지후의 아토피를 겪으면서 우리 집은 종합병원이라도 된 것 같다. 항상 벤토린과 풀미코트, 기관지확장용 기침약, 두드러기약, 지르텍, 그리고 물사마귀가 생겼을 때 제거하는 기구가 늘 구비되어있다. 아토피와 관련해서 정보와 지식을 쌓아갔고, 자식의 병을 고치기 위해 치료약을 연구해야 했던 로렌즈오일이야기처럼 아토피아이의 엄마인 나도 스스로 아토피에 대한 박사가 되어가야했다.

부족한 잠을 뒤로 하고 수없이 검색하며 보다 더 지후를 편하게 해주려는 내 노력은 끝이 없어 보인다. 이렇게 복잡한 아토피 덕에 지후와 한번 움직이려면 우린 큰 여행가방을 꺼내들곤 했다. 가지고 가야 할 기구도 많고 가지고 가야할 약도, 이부자리도 먹거리도, 어떤 때엔 후라이팬까지.

지후와의 외출은 그래서 준비하는게 더 힘들기도 하다.

안과질환

아토피 아이들은 굳이 스테로이드 약 때문이 아니더라도 안과적으로 약하게 태어난다고 한다.

그래서 아토피 아이들은 안압을 검사해보고 망막검사도 해보는 등 정기적으로 눈검사를 하는 게 좋다고 한다. 아이가 눈을 비빌 때마다 망막분리라는 합병증을 떠올리며 가슴을 쓸어내린다. 아토피가 단지 아토피에서 그치지 않기 때문에 늘 긴장하며 아이의 건강상태를 살펴야 한다.

좀 더 편하게 해주기 위하여

아토피아이를 둔 엄마로서 가장 큰 고민은 소아과이다.

전염병도 아닌데 겁을 먹는 다른 환자들의 시선도 시선이지만, 감기로 소아과를 찾아가도 늘 관심의 시작은 아토피이다 보니 엄마들이 소아과에서 겪는 스트레스는 이만저만이 아니다. 그나마 언급만 하고 말면 감사할 정도이다. 왜 이지경이 되도록 그냥 놔뒀냐는 핀잔이라도 들으면 눈물이 핑 돌아 돌아오는 엄마들의 설움도 있었다.

어느 소아과에서는 감기약을 짓는데도 물어보지도 않고 임의로 스테로이드약을 함께 넣기도 했다.

의약분업이 된 후 가장 좋은 것은 바로 처방전을 볼 수 있다는 것이다. 난 늘 약국에서 처방전에 있는 약들을 물어보곤 했다. 약에 대해 반응하는 경우가 있기 때문이기도 하지만, 스테로이드에 대한 혹시나 하던 마음이 역시나가 되곤 했던 기억 때문이다. 바르는 스테로이드 연고도 겁먹곤 하는데 먹는 스테로이드를 넣어주면 나는 그 약을 먹일 수가 없었다. 결국 감기약도 못 먹이게 되는 것이다.

다행히 약을 짓기 전에 물어보아 스테로이드를 빼달라고 요청을 한 후에 약을 짓기도 했다.

그런 내게 한광선 소아과 의사선생님은 좋은 주치의였다.

그 의사선생님은 아토피에 관하여도 관심이 많았지만 따로 치료를 하고 있는 내게 어떤 부담도 주지 않았다. 하지만 늘 따뜻한 관심으로 유익한 정보도 알려주셨고 아이의 상태를 진심으로 걱정해주셨다.

내가 긴 여행을 할 때에는 필요한 약들을 챙겨주었고, 지후의 천식 때문에 만약을 대비해서 미리 약을 지어주기도 했다.
나는 그 약을 늘 상비약으로 두고 지후가 밤에 조금이라도 천식기가 생길 때 바로 사용해서 천식이 악화되는 것을 막을 수 있었다. 그분은 항히스타민제도 나의 요청이 있을 때만 처방에 넣어주며 임의로 약을 짓지 않았다.
지후가 시럽에 반응을 한다는 것을 알고는 약에서 시럽도 빼주었고, 지후가 천식이 너무 심해서 병원에서만의 호흡기치료로 부족했을 때 당황하는 내게 새로 산 네블라이져를 꺼내 빌려주기도 했다.
항생제나 스테로이드제는 최후에만 사용했고 그것 역시 늘 미리 알려주곤 했다.
그래서 난 늘 그분께 고맙다.

소아과에서 봉변을 당하고 와서 그 설움을 쏟아내던 많은 엄마들을 보면서 나는 참 행운아라는 생각이 든다. 보다 더 아토피아이를 둔 엄마들의 심정을 그렇게 따뜻하게 보듬어줄 수 있는 소아과 의사가 많았으면 좋겠다.

그래도 지후는 감기는 덜 걸리곤해서 내 걱정을 덜어주곤했다. 아토피 아이들은 감기가 걸리면 아토피까지 악화되기 때문이다.

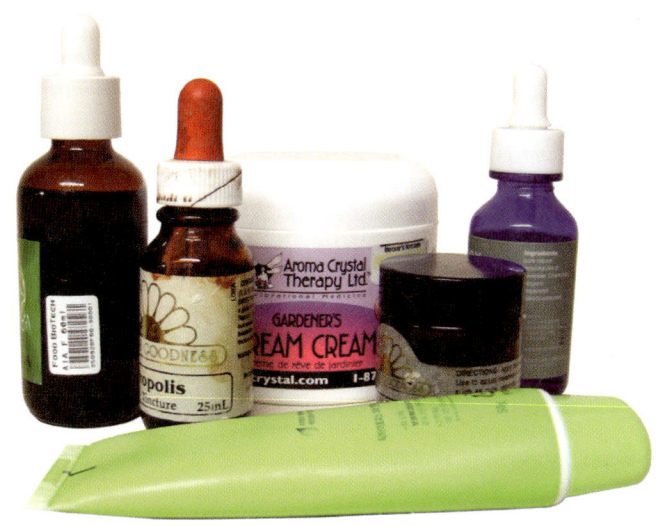

지후의 갖가지 보조제(아로마, 프로폴리스, 보습제)

하지만 늘 잠을 못 이루는 지후를 보며 어떻게 하면 지후가 잘 잘 수 있을까하는 것이 늘 나의 관심사이다. 그래서 지후의 고통을 조금이라도 덜어주려고 소아과에서 항히스타민제인 유시락스를 처방 받아서 너무 괴로워하는 날엔 먹이곤 했다. 하지만 지후는 유시락스를 먹어도 가려움에 별 도움이 되질 않았다.

그러던 차에 지후의 약이 다 떨어져 우연히 지르텍 어른용 알약의 1/3을 먹여보았다. 그런데 이 항히스타민제는 지후에게 조금은 편안한 잠을 제공해주었다. 그 후 항히스타민제도 여러 계열이 있으며 지후에게 맞는 항히스타민제가 따로 있다는 것도 알았다. 그렇지만 무조건 약에만 의존할 수는 없는 노릇인지라 이곳저곳 지후의 숙면에 도움이 될 무언가를 열심히 찾다가 발견한 것이 아로마 요법이었다.

아로마는 숙면 뿐만아니라 심리적 안정에도 도움이 된다고 한다. 그래서 나는 아로마 중에서도 숙면에 좋다는 라벤더 에센셜 오일을 준비하고 향기램프를 준비했다.

아토피 아이들은 대체로 12시에서 3시 사이에 몸에서 히스타민이 발생하기 때문에 더 가렵다. 그래서 나는 지후가 잠이 들 때부터 새벽 3시까지 아로마 램프를 켜놓곤 했다.

또한 아토피에 효과적인 카모마일과 라벤더가 블랜딩 된 에센셜 오일을 발라주면 가려움에도 도움이 되어 비누도 수제 카모마일비누나 라벤더비누를 사용했다.

내가 해 본 대체의학 중 가장 믿을 만한 것이 아로마였다.

지후가 다니는 병원에서도 치료의 병행과 마무리를 연구 끝에 개발한 자체 아로마 오일로 도움을 주었다. 후에는 캐나다에서 구한 수제 아로마 크림으로 자다가 깬 지후의 가려움을 완화시키기도 했다.

아로마는 태선화된 피부에도 도움을 주었다.

조금씩 부드러워져 갔다. 그 다음 숙면을 위해 숯매트와 숯베개를 사용하였다. 그리고 1평당 1kg의 숯을 놓는 것이 효과적이라고 해서 집안 구석구석 숯을 놓았다. 숯은 공기정화와 더불어 숙면에도 도움이 되었다.

시원하면 덜 가려워하고 더우면 가려움이 심해지는 지후는 잠자는 동안 열이 많이 오르는 편이었다. 그래서 신생아 때부터 불쌍할 정도로 찬 기운이 느껴지는 상태에서 재워야만 했다.

그리고 지후가 호전되면서 두꺼운 이불도 덮어주고 내복도 입을 수 있게 되었다. 또 가끔은 이부자리를 진드기 방망이로 소독한 후 털어주기도 했지만, 우리가 가장 먼저 한 일은 침대를 없애고 커튼을 없애는 일이었다.

　처음엔 진드기 방지커버를 매트리스에 씌우기도 했지만 매트리스 사이의 먼지를 완벽하게 해결하기는 어려웠다. 아무래도 밤사이 생기는 수많은 각질이 집먼지진드기의 먹이로 좋을 조건이라 아예 침대를 없애고 숯매트를 깔고 순면 패드를 펼쳐주었다.

　언제나 어떻게 하면 지후를 잘 재울까 궁리하곤 하지만 지후의 아토피가 사라지지 않는 한 그런 나의 노력은 작은 도움을 줄 뿐이었고 지후는 여전히 잠을 못자고 성장이 늦었다. 숙면을 해야 성장호르몬이 많이 나오는데 지후에게 숙면은 언제나 해결과제이니 말이다.
　지후는 또래보다 2년가량 성장이 늦어졌다.
　남편의 키는 180cm 인데 내 아이는 여전히 작은 아이이다.
　유치원에서도 또래사이에서 귀여운 아이로 통한다.
　지후 신발이 왜 이렇게 작아요? 해맑게 웃으며 신기해하는 그 아이들 앞에서 나는 쓰리고 저려오는 아픔을 느꼈다.

　지후가 깊은 잠을 이룰 수 있는 그날이 오기를 간절히 바라면서 오늘도 난 지후의 숙면을 위해 동분서주한다.

항히스타민제 가이드

알레르기 반응이 일어나면 몸속에서 히스타민이라는 화학 전달 물질이 활동을 시작하는데 그 작용을 억제하는 약이 항히스타민제이다. 가려움, 콧물, 기침을 멎게하는 기능이 있으나 일시적으로 증상을 억제해 줄 뿐 근본적인 치료제는 아니다(흔히 알고 있는 지르텍이 항히스타민제이다).
아토피 환자에게는 보통 가려움 경감을 위해 처방된다. 스테로이드제에 비하면 상당히 안전한 약이나 아토피 환자가 실질적으로 느끼는 가려움 개선 효과는 대개 약하며 만족도는 떨어진다. 역시 부작용은 있다.

부작용으로는 진정효과가 있어서 졸리운 현상이 대표적이며 근육이 무력해지는 느낌이 들거나 현기증이 일어나기도 하지만 최근 이러한 증상들이 현저히 경감된 약물들이 많다. 이 외에 입안이 건조해지거나 배뇨이상, 시야혼탁, 기립성 저혈압 (일어설때 갑자기 어지러운 것이 대표 증상), 위장장애등이 있을 수 있다.

졸린 부작용때문에 잠자리에 들기전에 먹는것이 가장 좋으며 숙면을 유도해 잘 때 덜 긁게하는 효과는 있다.
스테로이드제와 마찬가지로 의사와 상담후에 투약을 하는 것이 바람직하다.

가려움증을 줄이기 위해 흔히 처방되는 것이 항히스타민제인데 항히스타민이란 말 그대로 히스타민이 수용체에 결합하는 것을 차단하는 것이다. 쉽게 분류해보자면 잠이 오는 종류(진정작용이 큰 1세대 항히스타민) 것과 잠이 오지 않는것(2세대 항히스타민제)으로 나눌 수 있다.
잠이 온다는 것은 약물이 중추신경계로 들어가기 때문인데 H-1수용체의 차단작용은 우수하면서 중추신경계로 유입되지 않아 부작용을 줄이고 작용시간이 길어진 것이 2세대 항히스타민제이다.
잠이 오는 종류가 가려움증을 막는데는 더 효과적이다. 흔히 항히스타민제를 먹어도 별 효과가 없다고 얘기하는 사람들이 있는데 이는 가려움의 원인이 히스타민만이 아니기 때문이다. 이런 이유에서 잠을 좀 잘 잘 수 있도록 또 자는 동안 긁지 않도록 약한 진정제(수면제)를 쓰기도 한다.

흔히 약용량을 서서히 늘리며 효과가 없을때 다른 약제를 쓰거나 혹은 병용하게된다.
항히스타민제중 지르텍등은 H-1수용체에 대한 선택적 효과와 약효도 탁월하고 하루 한번만 쓰면되고 알레르기 후기 반응서 호산구침윤을 억제하므로 항알레르기제로 사용된다.

2세대 항히스타민제중 terfenadine(셀덴, 노나민정, 노델핀정, 노드로시정, 루미딘)과 astemizole(히스타펜)등은 고혈압약이나 항생제와 병용시 독성이 강하게 나타나므로 사용에 주의해야한다. 또 자몽주스와 함께 먹으면 위험하다고 보고된 바 있다.
또 항히스타민제에 반응이 없는경우 정신과에서 항우울제로 사용하는 약들로 효과를 보기도 한다.

1세대 항히스타민제의 부작용은 잘 아시다시피 졸음이다. 또 이에 따르는 무기력이나 학습능력이 떨어질 수도 있고. 또 이것은 사람마다 차이가 있어 액티피드 한알에 하루 종일 자는 사람이 있는 가하면 안 졸린 사람도 있다. 아기들도 마찬가지이다. 또 항콜린 효과라고 하는데 입이 마르고 눈이 말라서 뻑뻑하기도 하고, 심장이 빨리 뛰거나 두통이 생기기도 한다.

2세대 항히스타민제는 거의 졸립거나 하는 진정작용이 없지만 이것도 사람에 따라서 졸리운 경우가 있다. 어떤 종류(아스테미졸- 히스타펜, 케토테펜- 자디텐, 옥사토마이드 등)는 식욕을 증가시켜 체중이 늘기도 하고. 간이 나쁘거나, 어떤 종류의 항생제, 항진균제는 함께 먹게되면 심각한 부작용이 생기기도 한다.

1. 1세대 항히스타민제

- Alkylamines
- Chloropheniramine(클로로 페니라민) - 코푸시럽, 콘택600, 타코나, 화콜, 하벤, 판콜
  : 종합감기약에 많이 들어 있다. 콧물을 줄여준다.
- Brompheniramine(브롬 페니라민) - 코비안, 코나민
- Triprolidine(트리프로리딘) - 액티피드

- Ethaolamine : 엄청졸립고 입안이 짝짝 마른다. 기침약에 많이 들어있다.
- Diphenhydramine(디펜하이드라민) - 아스토신, 아미날
- Carbinoxamine(카르비녹사민) - 코리투살
- Clemastine(클레마스틴) - 타베질

- Piperazine 역시나 많이 졸리나 약효는 좋음.
- Hydroxyzine(하이드록시진) - 센티락스, 아디팜, 듀브리움, 피모락스, 유시락스
  : 가장 강력한 소양작용, 따라서 아토피 피부염에 가장 흔히 처방되고 용량을 높여 정신과에서 진정제로도 사용함

- Piperidines : 덜 졸리웁고 입도 좀 마른다.
- Cyproheptadine(싸이프로헵타딘) - 푸로헤친

- Phenothiazine
- Premethazine(히마진)
- Mequitazine(프리마란)

2. 2세대 항히스타민제

- terfenadine(텔페라딘) - 셀덴, 텔페락스, 노나민, 노델핀, 노드로시. 루미딘
- astemizole(아스테미졸) - 히스타펜
- fexofenadine(훼소페나딘)- 알레그라
- loratadine(로라타딘) - 크라리틴
- cetirizine(세티리진) - 지르텍
- acrivastine(아크리바스틴) - 듀악트
- ebastine(에바스틴) - 에바스텔
- azelastine(아젤라스틴) - 아젭틴 : 천식, 아토피 피부염, 소양증
- ketotifen(케토티펜) - 자디텐 : 알레르기 예방과 치료
- tranilast(트라닐라스트) - 리자벤
- oxatomide(옥사토마이드) - 틴세트 : 음식알레르기 예방. 약과 음식에대한 발진 치료
- epinastine(에피나스틴) - 알레지온

3. 항우울제

- imipramine - 이미프라민
- amitriptyline - 에트라빌
- fluoxetine - 프로작
- paroxetine - 세로자트

자가항체…
그리고 지후의 장난감 천국

지후의 병원치료가 다시 시작되면서 새로 개발된 혈액검사법으로 인해 지후의 원인이 하나 발견되었다. 바로 자가항체였다.

지후가 감마인터페론과 또 하나의 알레르기 관련 물질에 대해 자가항체가 있었던 거다. 자기 몸에서 만들고 있는 감마인터페론을 적으로 인식해 공격을 하는 것이다. 그러니 지후는 꼭 필요한 감마인터페론이 한없이 부족할 수 밖에 없었다. 그래서 지후의 내성치료도 2개월밖에 유지되지 못했던 것 같다.

지후는 다행히 의사선생님의 바른 판단으로 그동안 감마인터페론을 주사로 보충해주었기에 이 정도라도 유지되고 있었던 것이다.

그래서 그에 대한 교과서적 요법으로 면역글로블린을 주사하기로 결정을 하였다. 한번 맞는데 30만원 이상하는 고가의 주사였지만 하나의 해법이라도 발견한 아주 희망적인 일이었다. 지후는 그로부터 3주마다 그 주사를 맞았다. 3~4시간이 걸리는 주사 맞는 날이 되면 난 그 전날부터 몸살을 앓았다. 아이는 혈관을 찾기가 어려웠기 때문이다.

그래도 첫 번째와 두 번째까지는 한번에 혈관을 찾았는데 그 다음부터는 3~4번씩 찔러야 간신히 혈관을 찾게 되는 것이었다. 몸부림치는 지후를 온몸으로 잡고 씨름을 하곤 하면 난 녹초가 되고 다음날이면 영락없이 몸살로 고생을 했다.

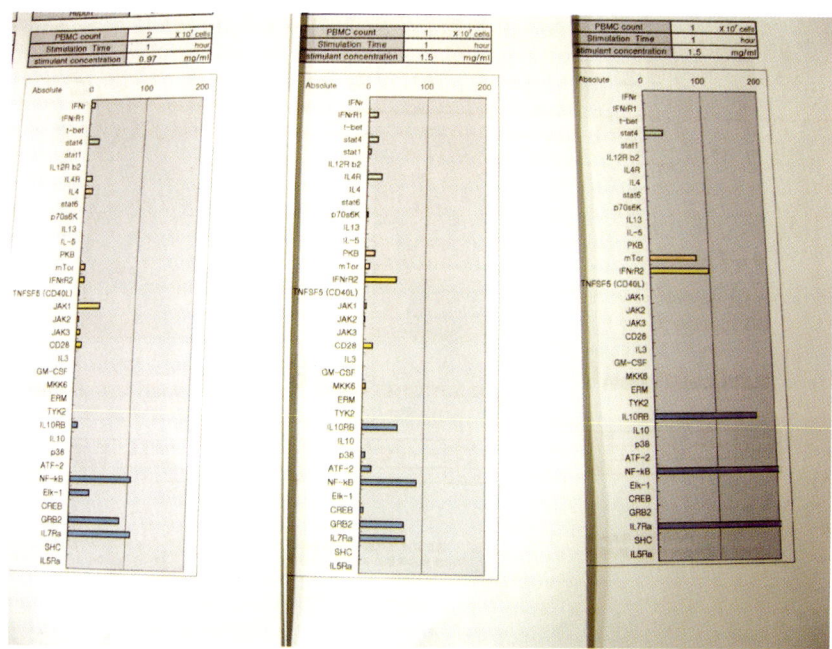

유전자 검사 비교(우측 지후의 유전자는 다른 이토피 환자의 것과 많이 달랐다.)

하지만 산너머 산이라고, 주사를 많이 맞는 아이들이 혈관 찾기가 더 힘들다는 것이다. 그래도 주사를 맞으면서 지후는 음식도 조금씩 늘고 몸도 조금씩 좋아져갔다. 무엇보다도 잠을 자면서 덜 긁게 되었다. 자다가 깨더라도 다시 쉽게 잠이 들어서 덜 긁게 되었다.

이제 지후는 몸도 마음도 점점 치유되어가고 있었다.

심리치료가 끝나면서 지후는 우리에게 웃음을 다시 안겨주었지만 지후가 주사 맞는 횟수가 늘어나고, 내성치료 때문에 먹기 싫은 달걀을 먹어야 하면서 지후의 장난감은 하나하나 늘어갔다.

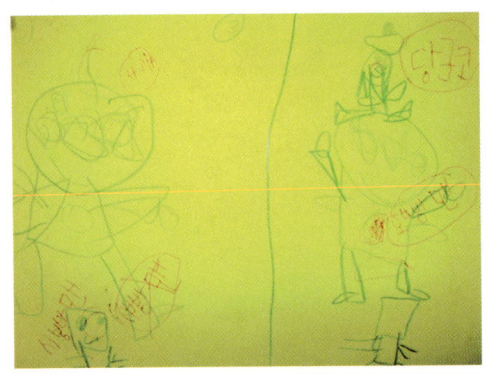
지후가 만든 다른그림찾기

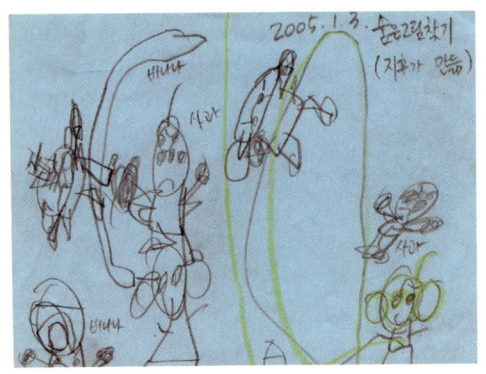
지후가 만든 숨은그림찾기

난 지후가 아토피로 힘들어해도 엄격하게 키워나갔다. 지후가 혼이 나 울게 되면 얼굴과 목으로 흘러내리는 눈물이 이내 가려움의 원인이 되고 혼날 때 받는 스트레스로 얼굴이 빨개지고 온몸을 긁게 된다. 그걸 바라보는 난 가슴이 아리고 견딜 수 없지만 그렇다고 지후의 잘못을 용납할 수는 없었다.

다 혼낸 후 즉시 지후를 씻어주며 안아준다.

'엄마는 너를 사랑해, 지후야. 하지만 지후가 나쁜 행동을 하면 엄마는 혼내야 하는 거야. 그래야 지후가 좋은 사람이 되거든. 엄마는 널 사랑해.'

사람이 많아 통제가 안될 때는 지후만 조용한 장소로 데려가 눈을 마주보고 엄하게 얘기했다.

지후는 엄마의 심각한 표정을 읽고 행동을 고쳐주곤 했다.

그래도 그 아픈 주사를 맞아야하는 두려움에 휩싸이는 지후에게 우린 보상을 줄 수밖에 없었다. 그렇게라도 견뎌주는 지후에게 고마워해야했다. 그래서 지후는 장난감이 많다. 주사를 맞거나 혈액을 뽑을 때에나 얻을 수 있는 그 장난감이 그렇게도 많다.

> **몸사랑의 제안**
>
> **아이 혈관이 잘 안보일때**
> 따뜻한 찜질을 해주면 혈관이 확장되어 잘 보입니다. 사정이 여의치 않으면 엄마 손으로라도 따뜻하게 비벼주세요

IVIG - 아토피의 정맥 내 면역 글로불린 치료

IVIG(intravenous Immunoglobulin) 란 사람의 혈청에 존재하는 항체를 모아서 정제한 것을 말한다. IVIG 는 사실 보통사람이 가지고 있는 많은 종류의 항체와 특이성이 다른 같은 종류의 항체들이 다양하게 모여 있는 복잡한 면역 제제이다. 아직도 항체 면역에 대한 것이 전부 밝혀지지 않아서 IVIG 의 작용과 효과에 대해서는 많은 연구가 필요하다. 그러나 분명한 것은 IVIG 가 염증을 가라앉히는 탁월한 작용을 한다는 점이다. 그리고 항체 면역 체계를 강력하게 정상으로 조절하는 기능이 있으며, 항체 면역체계가 자신을 공격하는 자가 면역 질환에는 탁월한 효과가 있다. 또한 정자나 태아에 대해서 자가 면역 기전으로 습관적으로 유산을 하는 습관성유산에서는 성공적으로 아기를 임신해서 출산에 이르도록 하는 명약이기도 하다.

lgE 증후군(job 증후군) 의 원인은 자가 면역 기전에 의해서 설명이 되기도 한는데, IVIG 는 자가 면역 질환의 치료에 탁월한 효능이 있는 약으로 이렇게 극도록 Total lgE 수치가 높은 환자를 Hyper lgE 유형의 아토피로 유형 분류하고 IVIG 치료를 시도하여 좋은 결과를 보이는 환자들을 많이 경험했다.

현재는 IVIG 치료를 할 때는 1g/kg 의 용량을 투여하는데, 최대 1 회 30g 까지 투여한다, 경제적 부담 때문에 양을 적게 사용하는 것보다는, 확실하게 효과가 있는 약이므로 반드시 제 용량을 주사하는 것이 좋다. IVIG 치료의 특이한 임상적 특징은 아토피의 IVIG 치료 후에 전신적인 피부염이 호전되면서 각질화가 급격히 동반되어 IVIG 를 투여하고 첫 3 일 이상은 몹시 각질이 많이 생기고, 각질이 많이 생기므로 당연히 많이 건조해지고, 많이 건조하므로 심한 가려움증을 유발한다. 그리고 IVIG 의 치료 효과는 점차로 그리고 장기적인 호전을 보이게 된다. 그래서 IVIG 치료 직후는 물론이고 치료 후에는 지속적으로 보습에 상당히 신경을 써야 하며, 보습제와 특수한 아로마 요법을 시행하여 보습을 한다. 이렇게 치료할 경우에는 각질화가 끝나가면서 정상 피부로 회복되는 것을 관찰 할 수가 있다.

▎혈중 총 알레르기 항체치 (Total IgE)

총 알레르기 항체치는 병이 심할 때 급격히 올라가고 좋을 때는 떨어지거나 정상이 되는 것이 아니다. 이 검사는 알레르기 원인을 밝힐 수는 없지만 알레르기 진행 정도의 기준이 되는 검사로 그 수치는 연령에 따라 정상치가 다르다.

⇨ 혈중 총 알레르기 항체치 정상 수치

연령	정상치
생후 6개월 미만	10IU/㎖
생후 6개월 ~ 만 1세	50IU/㎖
만 1세 ~ 만 2세	100IU/㎖
만 2세 ~ 만 3세	200IU/㎖
3세 이후	350IU/㎖

▎호산구 비율 및 총 호산구 수 검사

혈중 백혈구의 일종인 호산구의 수로 최근 1~2주 사이에 알레르기 유발 여부와 정도를 추정하는 검사이다. 알레르기가 유발될 경우에는 혈액 내의 백혈구 중 호산구 비율이 증가한다. 따라서 총 호산구의 수도 증가하게 된다. 이런 현상은 면역학적 작용의 부산물이라고 할 수 있다. 혈중 정산 호산구의 비율은 3.5% 이하이고, 정상 총 호산구의 수는 400 이하이다. 알레르기가 유발된 경우에 혈중 호산구의 비율과 총 호산구의 수가 증가한다.

무얼먹나_달걀내성치료

　지후가 먹을 수 있는 음식의 종류는 늘어날 생각을 하지 않았고, 매일 중복되는 몇 가지 안 되는 재료로 이런저런 조리법을 연구하는 것이 내 몫이다.
　그럼에도 지후는 그 반찬들이 점점 지겨워졌다.
　유치원 친구들은 국과 반찬 세가지로 밥을 먹지만 지후의 도시락 반찬은 늘 한가지이다. 더 넣고 싶어도 지후가 금새 지겨워질까봐 더 넣을 수가 없다. 그래도 열심히 잘 먹어주면 그나마 기쁘지만 반찬은 남기고 밥만 먹고 오는 날은 더없이 속상하다.
　나는 매일 아침 지후에게 도시락 반찬을 물어본다. 지후는 몇 가지 안 되는 반찬 중에 그날 먹고 싶은 반찬을 얘기해준다.
　그래서 나는 궁리 끝에 지후가 먹을 수 있는 재료들을 데쳐서 건조기에 말리고 녹즙기로 곱게 갈아 두었다. 언제고 비벼주거나 반찬할 때 넣으면 여러 가지 영양소를 골고루 먹을 수 있을 것이라고 내심 기뻐했다. 처음엔 지후도 맛있어하고 좋아하더니 이내 "가루는 빼고." 라고 주문한다.

　달걀을 먹게 되면 해줄 것도 많고 영양도 풍부하리라 잔뜩 기대한 내게 달걀소리도 못하게 한다.
　지후에겐 달걀치료의 악몽이 너무 깊이 자리 잡았다.

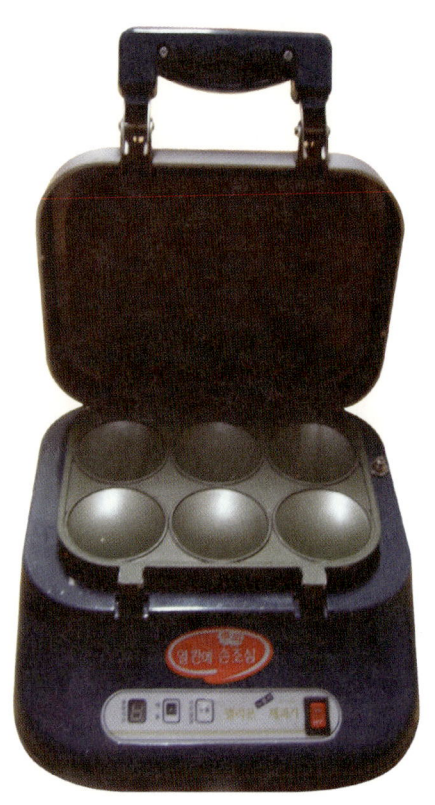
지후 간식을 만드는 누룽지 기계

지후의 간식거리를 위해 방앗간에서 쌀가루를 빻기도 하고 누룽지 기계로 누룽지를 얇게 만들어주기도 하고 녹즙기로 떡도 만들어주곤 했다. 쌀을 튀겨주기도 하고 떡을 구워주기도 한다.

또 갖은 야채를 다 넣어 오븐으로 쿠키를 만들어주기도 한다. 백설기를 쪄주기도 한다.

지후의 베스트 간식은 조랭이떡을 기름에 구운 것이다.

그건 내가 먹어도 맛있다. 난 지후의 몇 안되는 먹거리를 위해 늘 동분서주한다. 그래도 맛있게 먹어주는 지후가 난 정말 고맙다.

지후는 어려서부터 이유식을 병원에서 시작한 덕에 음식투정이 없었다. 아무리 밍밍해도 주는 대로 잘 먹곤 했다. 지후가 가장 좋아하는 메뉴 맨밥과 들기름에 비빈 밥 두 그릇도 거뜬히 먹기도 한다.

그리고 지후는 자신이 못 먹는 음식을 스스로 알아서 절제할 줄 안다.

사탕도 가지고만 놀고 먹지는 않는다. 누가 음식을 주어도 스스로 제한한다. 주위에서는 너무 기특하다고 하고 나 역시 그렇게 지후가 도와주었기에 더 잘 견딜 수 있었다.

그런데 문제는 먹다가 못 먹게 되는 음식이다.

지후의 몇몇 음식이 먹곤 하다가 중간에 반응이 나온 게 있다.

치즈나 고구마 같은 것인데 먹었던 기억 때문에 가끔 떼를 쓴다. 줄 수도 안 줄 수도 없는 난감한 내 마음이 아프다.

지후가 자라면서 먹을 수 있는 음식이 너무 없어 문제가 되어 내성치료를 하기로 했다.

내성치료란 노건웅 박사가 연구 끝에 개발한 방법이었는데, 감마인터페론을 주사하면서 먹지 못하는 음식을 먹으면 8일 후 그 음식에 대한 내성이 생겨서 결국은 그 음식을 먹을 수 있게 만드는 치료법이었다.

성장에 꼭 필요한 영양소를 가진 음식이나, 생명을 위협하는 음식을 대상으로 치료하게 되는데, 그 치료를 하면 일반적으로 최소 2년은 유지되고 그 사이 건강하면 지속적으로 유지되기도 하는 치료법이다.

많은 아이들이 그 치료를 통해 주요 영양소를 공급받는 것을 보았다.
그래서 지후도 3년전쯤 소고기와 콩에 대해 내성치료를 하였다.
일반적으로 8일이면 되는 내성치료가 지후는 보름이 걸려야 했고, 그 내성치료 역시 지후는 두 달이면 소멸되고 말았다.
감마인터페론에 대한 자가항체가 문제였다.
그래서 자가항체문제를 면역글로블린으로 해결한 후 지후에게 위험했던 달걀내성치료에 들어가기로 했다. 지후는 달걀에 1형반응이 있어서 한 티스푼만 먹어도 전신이 부어오르면서 상처가 날 정도로 극심한 가려움의 급성 두드러기가 전신으로 퍼지고, 열이 39도까지 오르며 급성천식이 와서 호흡곤란이 생긴다. 즉시 응급실로 가지 않으면 생명이 위태롭기도 하다. 그렇기 때문에 모르고 달걀을 먹는 일조차 있으면 안된다. 이 위험성을 해결하기 위해 달걀내성치료를 하기로 했다.

> **몸사랑의 제안**
>
> **달걀반응과 예방접종**
> 예방접종 백신 중 어떤 것은 달걀을 배지로 해서 만들어진답니다.
> 그래서 달걀에 반응을 하는 아이들은 그런 류의 예방접종 후 아토피가 악화되거나 하는 경우가 많지요.
> 접종 전 소아과 선생님과 의논하시고 접종 후에도 30분이상 병원에 머물면서 반응을 지켜보며 대처하세요.
> 지후도 독감예방접종 후 한달 동안 아토피가 심해져 고생했었죠.

지후는 몸이 부어 혈관을 못 찾게 될 경우를 대비해 병원에 입원을 해서 링거를 미리 꽂아 놓고 내성치료를 하기로 했고, 서울알레르기 클리닉 계열병원을 찾아 천안까지 갔다. 10일간의 내성치료로 달걀의 위험으로부터 조금씩 벗어나게 되었다.

다른 아이들은 8일이면 끝나는 내성치료를 지후는 한 달이 넘도록 했다. 한 달간 치료하며 먹은 달걀이 너무 지겨워 근처에도 가지 않아 엄마 맘을 애타게도 하지만, 그래도 다행히 지후는 달걀의 위험에서 어느 정도 벗어나게 되었다.

■ 알레르기 반응의 유형

우선 IgE 의 생산이 원인이 되어 일어나는 1 형이다. 1 형은 꽃가루병, 기관지 천식, 급성 두드러기, 아토피피부염, 음식 알레르기, 알레르기성 결막염 등 현재 흔히 알레르기라고 불리는 것의 증상과 같다. 1 형 증상은 외인성 증상으로 반응이 즉시 일어나거나 단시간에 일어난다. IgE 항체는 호흡기나 피부 또는 위와 장의 점막에 존재하다가 감시하고 있는 이물질이 들어오면 기도의 근육을 수축시켜서 호흡을 곤란하게 하거나 장 점막이나 피부에 부종을 일으켜서 피부에 두드러기가 나고 가렵도록 한다.

4 형은 항체가 아닌 T 세포가 관여하여 일어나는 반응이다. 아토피피부염과 1 형 알레르기 반응 외에도 이 반응이 관련되어 있고, 화장품이나 액세서리, 시계나 벨트 등을 만졌을 때 일어나는 접촉성 피부염이 여기에 해당된다. 화학성분은 너무 작아서 혼자 면역반응을 유발하는 것이 아니라 자신의 몸에 있는 단백과 결합하여 T 세포가 활성화시키고, 사이토카인 등의 염증 물질을 만들어 내는 반응이다. 다른 반응과는 달리 48 시간 후에 반응이 일어나는 지연성이란 것이 특징이다.

아토피피부염은 다른 알레르기 질환과 달리 1 형과 4 형 과민반응이 모두 작용을 한다. 물론 4 형 과민반응이 다른 알레르기 질환에 전혀 관여하지 않는 것은 아니다. 그러나 아토피피부염에서는 다른 알레르기 질환과 달리 4 형 과민반응의 존재가 매우 중요하다. 다른 알레르기 질환은 외인성이며 즉시적인 반응이 일어나는 1 형 반응이기 때문에 그 원인을 정확하게 알아낼 수 있고 1 형 알레르기에 맞는 치료에 효과적으로 반응하지만, 아토피피부염은 4 형 과민반응이 존재하기 때문에 그 원인을 찾기가 힘들기 때문이다. 뿐만 아니라 즉각적으로 나타나는 1 형 반응에 대한 조치를 취해도 4 형 과민 반응은 막지 못한다.

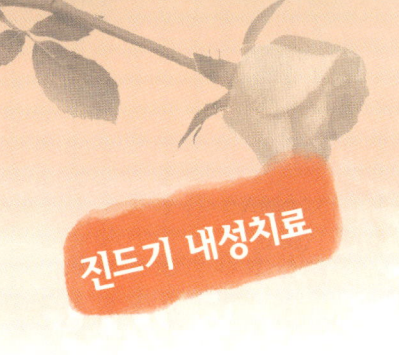

진드기 내성치료

　방송 전후로 아토피가 갑자기 심해진 지후가 조금씩 나아지더니, 유치원에서 발표회를 하고 온 날부터는 얼굴이 심상치 않았다.
　커튼이 열리고 닫히고 많은 사람들 속에서 있다보니 집먼지진드기에 노출이 많이 되어서인지 다른 부위는 괜찮은데 얼굴과 어깨까지만 빨갛게 변하고 심해져갔다.
　얼굴이 좋지 않다보니 아토피가 더욱 심한 것처럼 보여졌고, 보습제를 바를 때마다 얼굴이 따가와서 지후는 많이 힘들어했다.
　따갑다고 방방 뛰는 지후를 보며 고민을 했다.

　박사님께 진드기에 관한 내성치료가 어떨지 여쭈려는데 박사님 역시 진드기 스킨테스트와 패취테스트 결과를 보시고는 진드기내성치료를 권하셨다. 지후 나이또래의 아이와는 다르게 진드기에 대한 반응이 성인에 가깝다고 했다.
　그래서 진드기 내성치료를 하자는데 의견이 일치되었다.
　박사님이 하시는 진드기 내성치료는 40일간에 걸쳐서 감마인터페론과 더불어 알라박이라는 진드기 시약을 함께 주사하는 방법이다.
　알라박은 3단계에 걸쳐서 1단계당 10회의 주사를 한다.

그리고 3단계를 다 마치면 유지요법으로 감마인터페론 없이 알라박만 10회를 더 주사한다.

그리고 일요일을 제외한 매일을 병원에 가서 주사를 맞아야 한다.

초기 15일경 전후로 반응이 심각하게 심해질 수도 있다고 했다.

성인의 경우 학교를 못 갈 정도로 심해졌던 경우도 있다고 했다.

그 심한 반응이 꺾이면서 내성을 획득하게 되고 점차로 상태가 좋아져 간다고 한다.

일반적으로 여러 병원에서 실시해왔던 일주일에 한번씩 알라박만 주사하는 내성요법은 천식환자위주의 기존방식이고, 40일간 감마인터페론과 함께 실시하는 내성치료는 지후가 다니는 병원의 고유방식이다.

지후는 진드기 내성치료를 시작했지만 얼마만큼 심해질지에 관한 두려움은 여전히 내게 남아있었다.

난 치료를 하기 전 하나님께 솔직한 기도를 드렸다.

"하나님, 지후가 얼마만큼 심해질지 두렵습니다. 하지만 하나님 저와 지후가 견딜 수 있는 만큼만 심해지게 해주세요. 너무 많이 심해지면 제가 견디기가 너무 힘들 것 같습니다."

하나님은 나의 기도를 들어주셨다.

지후는 보름정도는 점차로 심해져가고 잠도 잘 못 이루었지만, 나의 기도대로 지후와 내가 견딜만큼이었다.

그리고 그 기간이 지나면서 얼굴 상태가 좋아져가기 시작했다.

잦은 주사로 인해 지후의 양 팔은 딱딱하게 붓고 뭉쳐서 나는 매일 밤 스팀타올로 지후의 양 팔을 마사지 해주면서 잠을 재웠다.

곧 지후의 양쪽 팔은 퍼렇게 멍이 들어갔고 매일 맞는 주사로 인해 지후는 점점 스트레스가 심해져갔다.

지후는 억지로 주사맞는 것을 제일 싫어해서 스스로 마음의 준비를 해야만 주사를 맞곤 했는데, 그 마음의 준비를 하는 시간은 20분에서 1시간까지 점점 길어져 갔다.
병원으로 가는 차안에서부터 스트레스로 긁기 시작하고 병원에 들어서면서는 괜히 화도 내고, 타인에 대해 그리고 엄마에 대해 평소보다 너그러워지지 못했다.
결국 주사를 맞고 난 후 집으로 향하면서는 지후의 기분이 굉장히 좋아지는 것을 보면서 주사에 대한 스트레스가 얼마나 심한지를 알 수 있었다.

내 마음도 많이 아팠다.
그럼에도 지후는 여전히 엄마의 설명을 잘 받아들이며 그 긴 시간을 잘 견뎌주었다. 진드기 내성치료의 긴 시간을 마무리하고 나서는 지후가 잠도 잘 자게 되었다.
잠을 재우는 시간도 짧아지고 밤에 깨지 않고 자거나 깨더라도 금새 잠이 드는 날이 많아져갔다.
보습제도 아침 저녁으로만 발라줘도 괜찮았다.

지후의 얼굴이 좋아지면서 미루었던 여권사진도 찍었다.
그리고 이제는 가끔씩 언니에게 지후를 맡기고 일을 보러 갈 수 있을 만큼 지후가 많이 좋아졌다.

하지만 몇가지 음식에 대한 내성치료를 하려고 계획했던 내 욕심은 접게 되었다.

지후가 겪었던 주사에 대한 스트레스를 또 다시 주고 싶지 않았다.
지금은 지후를 쉬게 해줘야 할 것 같았다.
병원을 일주일에 한번씩만 가면서 지후는 한결 기분이 좋아진듯해 보인다.
6살 어린 꼬마 지후는 40일간의 힘겨운 싸움을 너무도 의젓하게 잘 견뎌주었기에 엄마는 고마울 따름이다.

내성유도치료

식품 내성 유도 치료를 간단히 설명하자면, 아토피를 유발하는 음식에 대한 알레르기 기억을 없애고 새로운 기억을 만들어 주는 것이다. 따라서 음식을 가려 먹거나 골라 먹어야 했던 아토피 환자들에게 모든 음식을 섭취할 수 있는 획기적인 길을 열어준다. 특히 식품 내성 유도 치료는 그 방법이 간단하고 실패율이 적다.

집진드기에 대한 내성 유도 치료의 개념을 적용하여 INF-γ(감마인터페론)로 면역 조절을 시행하고 식품을 섭취시킴으로써, 아토피에서 식품 알레르기에 대한 내성유도치료에 성공하였다.
그 결과 일주일 전에 심각한 알레르기 반응을 보이던 식품에 대해서 불과 일주일에서 10일 치료 후에는 아무런 알레르기 반응 없이 섭취를 할 수 있게 되었다.

식품 알레르기에 대한 내성 유도 요법은 집진드기 실험과 같이 실행되는데 다른 것이 있다면 식품을 주사하지 않고 먹는다는 것이다.
예를 들어 우유 알레르기로 진단된 사람이 치료를 받는다면 우유에 대해서 1주에 걸쳐 매일 INF-γ를 주사하면서 우유 섭취량을 증가시켜 내성을 유도한다. 그러면 환자는 집진드기 실험처럼 3~4일 정도가 되면 증상이 심해지면서 정점 현상에 다다른다. 하지만 5일째가 되면 증상이 급격히 사라진다.

이때 피부 증상은 호전되면서 가려움이 증가하는 해리 현상이 일어나고, 급성 병변이 사라지면서 만성 습진이 뚜렷해지는 대비 현상이 나타난다. 하지만 실험을 통해 내성 유도 치료를 하면 우유 알레르기를 일으키던 환자가 치료 후 우유를 아무리 많이 마셔도 피부 발전이나 가려움을 보이지 않고 아토피 증세가 완화되는 결과를 확인했다.

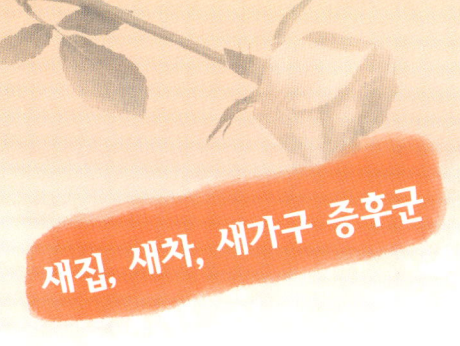

새집, 새차, 새가구 증후군

언젠가 지후가 어릴 적에 시댁이 새집으로 이사를 가셨다. 그런데 지후가 시댁을 다녀오기만 하면 아토피가 악화가 되었다. 나도 그곳에서는 얼굴이 따가왔지만 다른 사람들은 아무도 느끼질 못해 더 언급하기가 어려웠다.

그러던 어느 날 지후를 안방에 재우고 모두 이야기를 하고 있었는데, 지후의 울음소리가 들렸다. 지후가 깼구나 싶어 다시 어둠 속에서 도닥이는데 내 손에 심상치 않은 촉감이 느껴졌다. 피 같았다. 불을 켜니 지후의 얼굴과 목 그리고 손이 피로 범벅이 되어 있었고, 이부자리며 옷이 온통 피투성이였다. 피가 난 적은 많았지만 그날처럼 심하진 않았었다. 순간 나도 놀랐고 시댁식구 모두 놀라 모여들었다.

난 지후 손과 얼굴 목의 피부터 닦으며 애써 눈물을 감추었다. 모두의 시선과 놀라움 속에서 우는 지후를 달래며 나 역시 흐르는 눈물을 주체할 수 없었다.

어버님은 '치료하고 있는데 왜 이러냐'며 속상해하셨고 어머님은 새집이라 그런가보다고 빨리 짐 싸서 가라고 하셨다.

그 때가 밤 10시였다.

우린 그날 이후 1년이 넘도록 시댁에 가지 못했다. 새집에서 나오는 유해물질이 이렇게 아토피를 악화시킨다는 것을 그날 우리 모두 알게 되었다. 그 이후 우린 가지고 있던 물려받은 10년 된 차를 폐차하고 새 차를 살 수 밖에 없었지만 고민이 생겼다. 새 차 냄새.

인터넷을 검색해보니 새 차에서 나오는 유해물질들이 두통과 심지어는 유산을 일으키기도 한다고 했다.
지후를 데리고 병원을 다녀야하는데 새 차의 유해물질을 없앨 방법이 없었다. 당연히 지후는 병원에 다녀오느라 차를 타면 아토피가 악화되었다. 병원을 안 다닐 수도 없고 정말 난감했다. 차량용 공기청정기를 설치해도 시동이 걸려있을 때만 작동을 하니까 큰 효과를 기대하기 어려웠다.

그래도 모든 방법을 동원했다.
가능한 한 창문을 열고 다니고 차안에 냄새를 흡수하는 숯을 놓았다. 숯의 냄새흡수기능은 탁월했다. 다른 새 차에 비해 우리 차는 갖은 노력으로 인해 그래도 빨리 냄새에서 벗어났다. 그 후 새 가구를 들일 때도 새 장난감을 사도 우린 냄새부터 없애곤 했다. 그 후에 적은 양이기는 하지만 지속적으로 발생하는 유해 물질은 공기 청정기를 이용했다. 오존의 문제성이 있는 음이온 방식보다는 헤파필터가 있는 방식을 선택했다.

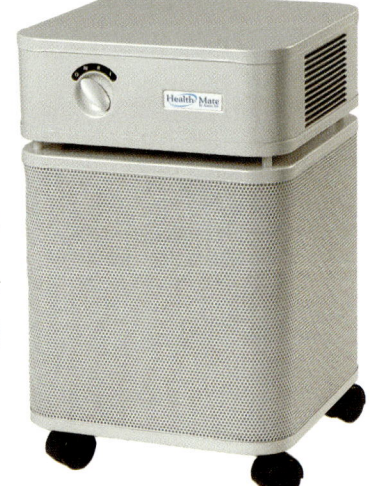

그리고 평면필터방식보다는 집진효율이 높은 원통형필터방식이 효과적일것 같았다.

새집, 새자동차 자재들의 유해물질들이 정말 심각한 환경오염을 낳고 있다.

그리고 그로 인해 우리의 아이들이 아토피가 악화되고 있다. 새학교에서 나오는 유해물질 때문에 우리의 아이들이 아토피가 악화되고 있다.

망가져가는 대기의 오염을 언제까지 바라만 보고 방관할 것인지, 언제까지 오염된 먹거리, 각종 유해 첨가제가 든 음식들을 아이들에게 먹일 것인지 걱정이 앞설 수밖에 없다.

> **몸사랑의 제안**
>
> **새 물건의 냄새를 없애는 방법**
> 개인적인 생각으로 새물건의 냄새를 없애는 가장 좋은 방법은 통풍과 숯이죠.
> 저는 새물건은 장난감이던 가구이던 간에 가급적 구입자체를 꺼리지만 어쩔 수 없이 구입할 경우, 씻을 수 있는 것은 먼저 씻은 후 베란다에서 냄새가 빠지도록 통풍을 시키고 숯을 그 옆에 둡니다.
> 제가 사용해본 것 중 가장 맘에 드는 해결법이 아닌가싶네요.
> 최근 나온 방법 중 하나는 광촉매 코팅입니다. 새집과 새가구에 어느정도 효과적이더군요.

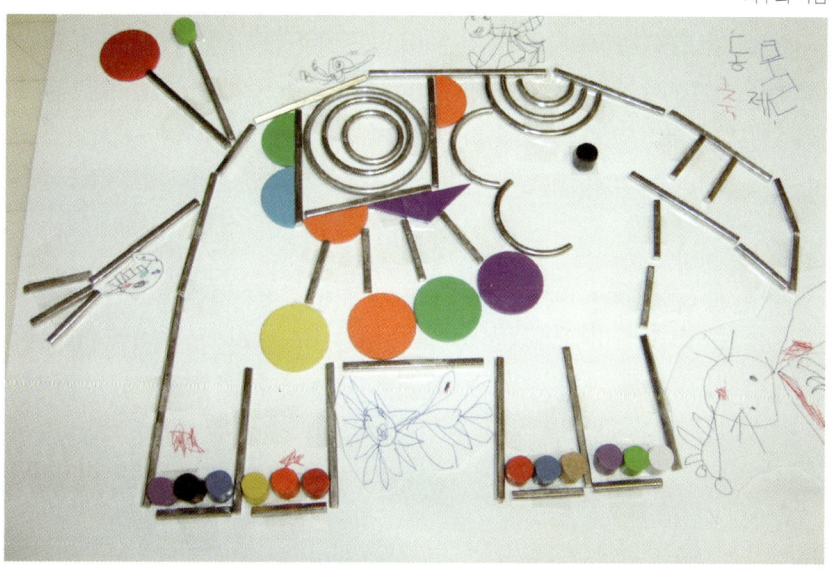

지후의 작품

▌식이요법

1. 이유식은 천천히 시작한다.
미숙한 소화기관을 발달시키고 장을 지키는 IgA 항체를 충분히 만들어낼 수 있을만큼 장이 성숙되어야 하기 때문이다.
알레르기 발생빈도가 낮은 것부터 테스트를 해보고 먹이는 것이 좋다.

2. 식품 알레르기는 조리방법에 따라 반응이 다르다.
음식을 삶아서 먹이면 알레르기를 덜 일으킬 수 있다. 음식물에 열을 가하면 단백질 성분이 변하기 때문에 아토피피부염 증상을 일으킬 위험이 덜해진다. 따라서 아이에게 처음 먹이는 모든 이유식재료는 되도록 삶아서 먹인다. 채소나 과일도 마찬가지이다.
삶은 음식에 반응에 없을 때는 날 것을 시도해 보아도 좋다.

3. 식품 알레르기를 일으키기 쉬운 음식은 좀 더 후에 시도해본다.

⇨ **식품알레르기를 일으키기 쉬운 음식**

❶ **동물성 식품**
우유, 유제품, 난류, 육류, 고등어, 꽁치와 같은 등푸른 생선, 비린내가 강한 생선, 게, 새우, 오징어, 낙지, 조개류와 이들의 가공 식품 등이 알레르겐으로 작용하나 담수어는 비교적 항원성이 적다.

❷ **식물성 식품**
알레르겐이 되는 식품은 곡류에서는 밀·메밀, 감자류에서는 마·토란·곤약, 종실류에서는 땅콩·밤, 채소류에서는 셀러리·우엉·쑥갓, 방향 채소와 삶아서 물에 담가야 하는 채소인 고비·고사리·도라지·죽순·시금치·더덕 등외에 가지, 토마토, 마늘 등도 있다. 두류로서는 대두와 잠두가 있고, 과실류에는 키위·파인애플·바나나·복숭아·사과·귤 등 다양하다.

❸ **식품 첨가물**

가공 식품, 보존 식품, 조미료 등 식품 가공 과정에서 사용되는 화학 물질 중에는 알레르겐과 관계가 깊은 것이 있다. 식품 첨가물은 또 면역 체계에 영향을 줄 수 있다.

❹ 동물성 단백질 식품
쇠고기, 돼지고기, 닭고기, 게, 새우, 굴, 조개, 고등어, 숭어, 연어, 삼치, 우유치즈, 달걀 등은 알레르기를 일으키기 쉬운 식품이다.

❖ 알레르기를 일으키기 쉬운 식품 순위

2000년 1월부터 2001년 10월까지 서울 알레르기 클리닉 서울 본원에 아토피피부염으로 내원한 영·유아 125명을 상대로 아토피 유발 음식에 대한 조사가 있었다. 아토피피부염인 영·유아의 81.6%(102/125)가 1개 이상의 이유식 식품에 알레르기 반응을 나타냈으며, 1인당 2.5개 식품에 알레르기 반응을 보였다.

양성 반응물	알레르기 반응을 보인 식품
30% 이상	닭고기 우유 달걀 멸치 새우 대두 두부 감
20% 이상	쇠고기 난황 갈치 조기 치즈 밀가루 감자 토마토 포도 사과 오렌지 참깨
20% 미만	고구마 된장 호박 버섯 수박 당근 바나나 딸기 배 미역 잣
10% 미만	쌀(백미) 밤 양파 김

〈 총 35가지 식품 알레르기 양성 반응률 〉

4. 조미료는 직접 만들어 먹는다.
화학조미료는 알레르기를 유발할 수 있을뿐만 아니라 면역체계에 영향을 줄 수 있으므로 꼭 피해야 한다.

5. 면역력을 높이는 음식을 먹는다.

6. 비타민을 많이 섭취한다.

비타민은 신체조직을 복구하는 작용을 하고 각 조직의 노화를 방지하는 산화방지제 역할을 한다. 특히 면역력을 높이는 데 도움이 되기 때문에 음식을 통해 비타민을 섭취하면 면역력이 약한 아토피 피부염 아이들에게 효과적이다.

7. 장 건강도 식품 알레르기와 연관이 있다.

장내 단백질 소화율도 식품 알레르기를 결정하는 중요한 요인이 된다. 식품 알레르기는 성인보다는 어린아이에게 더 많이 발생하는데 그 이유는 아기의 위장관 점막이 성숙하지 못해 음식이 완전히 소화 분해되지 못하기 때문이다.

> 〈장을 튼튼하게 하는 생활법〉
> 1) 천천히 조금씩 먹는다.
> 2) 곡류, 두류, 채소 등을 많이 먹는다.
> 3) 태우거나 튀긴 음식은 피한다.
> 4) 규칙적인 생활을 한다.

8. 된장은 안심하고 먹는다.

된장이 콩으로 만들었기 때문에 아이가 먹지 말아야 할 금기식품이라고 생각되지만 된장은 발효과정에서 성분이 변하기 때문에 알레르기 걱정이 덜하다. 물론 개개인에 따라 반응을 보이는 사람이 있기도 하지만 된장이 발효과정을 통해 장에 이로운 균이 많이 생겨서 아이들 건강에 효과적이다. 그러나 시중에 파는 된장보다는 직접 만든 것이 좋다.

9. 인스턴트 음식은 아토피의 적이다.

간식 등은 엄마가 직접 만들어 주는 것은 물론 아이에게 음식 일기를 쓰게 해서 집 밖에서 먹는 음식까지도 조절할 수 있게 한다. 또 집에서 만드는 음식은 유기농재료나 제철재료를 이용하도록 한다.

특히 아이들이 좋아하는 초콜릿이나 아이스크림 등은 피하는게 좋고 맵고 짠 자극적인 음식도 먹이지 않도록 한다. 특히 가공식품은 인체에 해로운 성분은 물론 향신료, 햄, 어묵, 소시지 등 다양한 음식 재료를 섞어서 만들기 때문에 단일식품에 비해 알레르기 유발가능성이 훨씬 높다. 따라서 가공식품의 섭취를 철저히 제한해야 한다.

10. 극단적인 음식제한은 아토피피부염을 악화시킬 수도 있다.
몸의 면역시스템은 적당한 영양분이 골고루 공급되어야 원활하게 작동되는데 과도한 음식제한으로 한 영양분이 부족해지면 면역시스템이 제대로 돌아갈 수 없기 때문이다. 쌀, 채소, 과일에도 단백질이 함유되어 있다. 그러므로 대체식품을 잘 이용하여 영양분이 부족하지 않도록 해야 한다.

대체식품을 먹인다.

우유 알레르기
- 주의 식품 : 우유 · 요구르트 · 생크림 · 버터 · 치즈 등의 유제품, 쇠고기, 식빵 · 쿠키 · 케이크 등 우유와 버터가 들어가는 빵과 과자
- 대체 식품 : 달걀, 콩류, 돼지고기, 닭고기, 다시마 · 미역 등의 해조류, 저 알레르기 분유

달걀 알레르기
- 주의 식품 : 달걀, 마요네즈, 카스테라, 케이크, 쿠키, 슈크림 등 달걀을 이용해 만든 빵과 과자, 아이스크림
- 대체 식품 : 두부, 우유 및 유제품, 닭고기, 쇠고기, 쇠간, 돼지고기

콩알레르기
- 주의 식품 : 콩류, 두유 · 두부 · 간장 · 된장 등의 콩 제품, 대두유, 마기린
- 대체 식품 : 달걀, 닭고기, 돼지고기, 우유 및 유제품, 쇠고기, 김, 미역, 다시마, 파래, 멸치, 명태 등

⇨ 밀가루 알레르기
- ▶ 주의 식품 : 튀김옷이 있는 튀김 종류, 밀가루 제품, 과자, 크래커, 마카로니, 스파게티, 국수, 튀김옷, 간장, 핫도그, 소시지 (밀가루 첨가), 그레이비 소스 , 맥아 음료 맥주
- ▶ 대체 식품 : 쌀로 만든 빵 , 떡 , 당면 , 옥수수 , 가루 , 감자

⇨ 쇠고기 알레르기
- ▶ 주의 식품 : 쇠고기, 쇠고기로 만든 가공 식품 등
- ▶ 대체 식품 : 고등어 , 대구 , 정어리 , 참치 등

⇨ 돼지고기 알레르기
- ▶ 주의 식품 : 돼지고기, 돼지고기로 만든 가공 식품 등
- ▶ 대체 식품 : 쇠고기 , 고등어 , 대구 , 정어리 , 참치 등

⇨ 닭고기 알레르기
- ▶ 주의 식품 : 닭고기, 닭고기로 만든 가공 식품 등
- ▶ 대체 식품 : 쇠고기 , 고등어 , 대구 , 정어리 , 참치 등

※식품 섭취는 개개인의 특성에 따라 차이가 있지만 , 대표적인 것들을 알아두면 , 아이에게 큰 도움이 될 수 있다.

11. 이유식부터 엄마손으로 시작한다.

보습요법

1. 아토피 전용제품이 좋다.
일반 제품에는 피부에 자극이 되는 색소나 향 등이 첨가되어있기 때문이다.

2. 목욕을 하면 증상의 진실을 알 수 있다.
목욕후 병변이 더 붉어져 더 심해진다고 생각하지만 이는 혈액순환이 원활해져서 피부에 드러나 보이는 것일 뿐 증상이 악화된 것이 아니다. 따라서 목욕 후 나타나는 병변이 원래 그만큼이라고 생각하면 된다. 대신 찬물이나 찬물에 적신 타올로 마무리를 해주면 몸이 따뜻해져 가려움이 심해지는 것을 도와 줄 수 있다.

3. 부드러운 물이 좋다.
화학물질이 있는 수돗물에도 피부자극을 받을 수 있는 위험이 있다. 따라서 아이를 씻기는 물은 염소가 제거된 물을 사용하는 것이 좋다.

4. 매일 샤워한다
잠자리에 들기 전 샤워는 물론 외출 후 집에 돌아왔을 때도 간단히 샤워를 해서 피부에 묻어 있을지 모를 먼지를 닦아낸다. 그리고 중요한 것은 샤워나 목욕 후 반드시 보습제를 사용해야 한다.

5. 물기가 남아있을 때 보습제를 바른다.
샤워 후 수건으로 물기를 다 닦아내지 않고 가볍게 닦은 후 물기가 촉촉하게 남아있을 때 보습제를 바르면 효과적이다.

6. 보습제는 수시로 바른다.
아이가 건조하다고 느낄 때마다 수시로 발라준다.

7. 두피를 자극하지 않는다.
아토피피부염 증상이 두피에도 나타날 수 있으므로 머리를 감을 때 손가락 끝으로 힘을 주지 않고 살짝 두드려주는 것이 좋다.

8. 아로마 오일로 마사지한다.

아로마 오일은 보습 뿐만 아니라 향으로 증상을 완화하는 효과도 있다. 가려움과 발진에는 티트리, 카모마일 오일 등을, 건조한 피부에는 라벤더 오일을 사용한다. 진물이 많이 날 때는 사이프러스 오일이 2차감염이 있을 때는 티트리나 라벤더 오일이 좋다. 아로마 오일을 바를때는 소량을 엄마 손으로 원을 그리듯 아이 몸을 마사지 해주는 것이 좋다.

9. 때는 밀지 않는다.

10. 목욕시간은 짧게 한다.

너무 자주하면 증상이 악화될 수도 있으므로 지나치게 자주하지 말고 온도는 엄마 손을 넣었을 때 미지근한 정도, 즉 37℃에서 38℃가 적당하고, 목욕시간은 되도록 짧게 만 1세 미만은 10분정도, 유아들은 20분 안에 끝낸다.

생활요법

1. 습도 60%를 유지한다.

아토피 피부염은 온도와 습도의 영향을 많이 받는다. 너무 건조해도 안되지만 너무 습하거나 더워도 안된다.
따라서 온도는 20~22℃정도, 습도는 55~65% 정도가 적당하다 (여름에는 온도 20℃, 습도 55% 정도 / 겨울에는 온도 22℃, 습도 65% 정도가 적당).
하지만 실내외온도차가 5℃ 정도 되도록 조절하는 것이 더 중요하다. 또 장마철 습도가 너무 올라가서 집먼지진드기가 번식하기 쉬우므로 제습을 해주는 것이 좋다.
습도조절을 위해 관엽식물을 두는 것도 한 방법이다. 벤자민, 고무나무, 스킨다부스, 관음죽과 같은 식물들은 습도조절은 물론 공기정화 효과까지도 있다.

2. 가습기는 필수다.

공기가 건조해지면 아토피피부염의 증상이 악화될 수 있다.
하지만 가습기 사용에 있어서는 철저한 가습기 청소가 중요하다.

3. 실내 공기를 자주 환기한다.

4. 숙면을 취해야 치료가 빨라진다.

가급적 아이가 잠을 잘 잘 수 있도록 환경을 조성해 주어야 하는데, 우선 아이가 덮고 자는 이불에 집먼지진드기가 없도록 깨끗이 관리한다. 이불의 두께 역시 너무 두껍지 않고 얇은 것으로 선택해 아이가 잠들어서 열이 나거나 땀이 나지 않게 조심한다. 낮에 일정한 시간에 바깥놀이를 하거나 잠들기 전 가벼운 체조 등으로 활동량을 늘려서 쉽게 잠들 수 있게 한다.

5. 빨래는 여러 번 깨끗하게 헹군다.

가급적 세제 사용량을 줄이고 세탁조도 청소를 자주해서 곰팡이가 생기지 않도록 한다.

6. 물걸레질을 자주한다.
먼지가 날리지 않도록 먼지떨이를 사용하지 말고 진공청소기와 물걸레질을 하는 것이 좋다.

7. 자외선을 차단한다.
하지만 자외선 차단제가 오히려 피부 트러블을 일으킬 수 있으므로 아이 피부에 맞는 순하고 자극이 없는 제품을 선택한다.

8. 면 100% 제품을 사용한다.

9. 규칙적인 운동을 한다.

10. 밖에서 뛰어놀게 한다.
단 자외선 차단제나 모자 등으로 자외선을 차단해주고 집에 돌아왔을때는 반드시 샤워를 해서 피부에 묻어있는 땀과 먼지를 씻어내야 한다.

11. 장난감도 주의 깊게 고른다.
털실이나 헝겊으로 만든 장난감 보다는 원목이나 플라스틱이 낫고 이것 역시 깨끗이 닦은 후 사용한다.

12. 카펫을 깔지 않는다.

13. 손톱을 짧게 깎는다.

14. 아토피 전용 침구가 도움이 된다.

15. 헌 옷을 입힌다.
새 옷에는 화학성분이 남아 있어 아이 피부를 자극할 수 있다.

16. 전자파를 조심한다.
전자파를 오래 쐬면 면역기능에 나쁜 영향을 미친다.

17. 스트레스가 없게 한다.
스트레스는 아토피피부염의 증상을 심하게 한다.

18. 예방접종을 주의한다.
예방 접종시 아토피피부염 환자임을 의사에게 알리고 접종 후 30분 내에 반응이 생기면 예방접종 주사약 알레르기로 볼 수 있다. 기본적으로 예방접종 후 일시적으로 아토피피부염이 악화될 수 있다.

19. 민간요법은 주의한다.
아토피피부염은 각기 다른 원인과 증상을 가지고 있어 다른 아이에게 효과가 있더라도 무작정 아이에게 적용할 수 없다.

에필로그

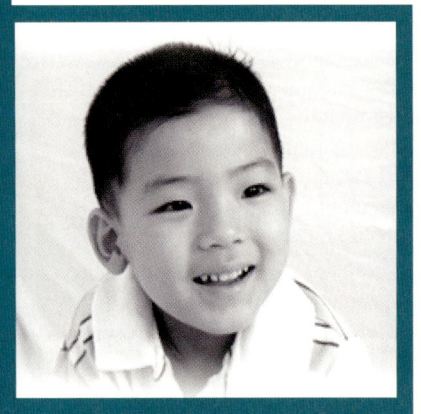

이제 얼마 안 있어 나와 지후는 이 땅을 떠나 낯선 곳으로 간다. 당분간 남편과 나는 떨어져 지내야 하는 아픔이 있지만 그래도 지후를 위해 우린 그렇게라도 할 수밖에 없다.

지후가 요즘 병원놀이를 한다.
"엄마 링거를 맞아야해."
"조금 있으면 피도 뽑아야 해."
"이번엔 따끔 주사야. 다음번에는 노란주사다~"

지후는 자기의 고통스러운 삶을 놀이로 바꾸었다.
지후는 놀이를 하지만 나는 가슴이 아프고, 내 마음은 눈물을 삼킨다. 지후가 치료될 수 있는 방법이 언젠가 개발되겠지만 내겐 그 시간을 기다릴 수만은 없는 절실함이 있다.
내가 캐나다에서 지후의 편히 잠든 모습을 보았기 때문이다.
하루라도 빨리 지후가 편히 잠들 수 있고 사회의 편견과 시선에서 벗어나 보통사람처럼 살 수만 있다면…

그래서 우리 부부는 우리의 모든 욕심을 내려놓고 낯선 곳으로 간다.
그리고 이제 또 하나의 꿈을 함께 가지고 간다.
내가 캐나다에서 할 수 있는 아토피환자를 위한 일들…
그것이 구체적으로 무엇일지는 모르지만 나는 그 무언가를 할 것이다.

몇 해전 나와 남편 그리고 몇몇 뜻을 같이하는 지인들은 E.P Group 을 만들었다. 처음 취지는 사역을 마치신 선교사들에게 쉼을 주는 로뎀마을을 짓고 그분들을 후원하기 위한 모임이었다. 그 일들을 위해 열심히 돈을 벌고 그 꿈을 이루어 나가자고 마음을 같이 했다.
이제 그 E.P Group 은 아토피 환자와 그 가족에게 쉼을 주는 로뎀캠프를 꿈꾼다. 나와 뜻을 같이 해준 남편과 사촌시동생인 이상우 실장 그리고 E.P Group 의 정신이 한국에서 캐나다에서 아토피 환자를 위한 캠프를 꿈꿀 것이다.

내 나이 서른 중반이 넘어 나는 내가 꿈꾸던 삶을 살게 될 것이다. 늘 기대해왔던 나의 중년이, 다른 사람을 돌아보는 그 삶이 내게 가까이 다가왔다.
꿈꾸는 사람에게 그 꿈은 반드시 이루어진다.
나는 꿈꾸었고 그리고 이루어 가고 있다.

내 사랑하는 지후를 통해서.

내 약속과 꿈을 지킬 수 있도록 나를 있게 하신 하나님.
영적인 아버지인 양치호목사님. 그리고 나의 응원자 남편, 부모님들, 가족들.
아토피로 인해 고통스러워 하는 많은 사람들.
내가 살아가는 이유이고 내 삶의 힘이 되는 분들이다.
심리치료파트의 원고를 써주신 연세상담센터 김명선 선생님께 감사드린다. 또한 집필기간동안 정보를 제공해 주신 <아토피아> 사이트의 운영진과 그 곳에 글을 올려주신 여러 필진들, 예빈엄마, 황상민의사선생님 그리고 '아토피 탈출법'에서 자료 사용을 허락해주신 노건웅박사님께 감사의 말씀을 전한다
감사한 분들. 그래서 나는 이 길을 걸어갈 것이고 나의 작은 움직임이 퍼져가서 언젠가 아토피환자들이 희망을 품고 살아갈 수 있기를 기대해 본다.

나는 오늘도 미래를 꿈꾼다…….

아토피 몸 사랑

1판 01쇄 인쇄 2006년 3월 20일
1판 01쇄 발행 2006년 3월 25일

지은이 김자경

펴낸이 김영곤
펴낸곳 (주)북이십일 | 21세기북스
기획 이상우
편집 현상미
영업 정성진·안경찬·이희영·유정희

출판등록 2000년 5월 6일 제10-1965호
주소 경기도 파주시 교하읍 문발리 파주출판문화정보산업단지 518-3(413-756)
전화 031)955-2100 팩스 031)955-2151
이메일 book21@book21.co.kr
홈페이지 http://www.book21.co.kr

값 12,000원
ISBN 89-509-0844-1 13690

※ 잘못 만들어진 책은 구입하신 서점에서 교환해드립니다.